华蟾素类药物
临床应用手册

HANDBOOK FOR CLINICAL
USE OF CINOBUFOTALIN

主　编　林丽珠　曹俊岭
副主编　杨会霞

U0260465

科 学 出 版 社
北 京

内 容 简 介

本书主编联合国内知名中医临床专家、药学专家，详细梳理并论述了华蟾素类药物起源与研发历程、基础研究、临床应用、临床评价及处理、质量控制、权威推荐，为华蟾素类药物的临床合理使用提供全面、系统、翔实的参考。本书内容全面系统，以应用为导向，理论联系实践，可供广大药学、医学工作者，尤其是各级肿瘤医师临床用药参考。

图书在版编目（CIP）数据

华蟾素类药物临床应用手册 / 林丽珠，曹俊岭主编. 一北京：科学出版社，2022.10

ISBN 978-7-03-073229-3

Ⅰ.①华… Ⅱ.①林… ②曹… Ⅲ.①癫痫—用药法—手册Ⅳ.① R742.105-62 ② R971-62

中国版本图书馆 CIP 数据核字（2022）第 178533 号

责任编辑：王灵芳 / 责任校对：张　娟

责任印制：赵　博 / 封面设计：蓝正广告

科学出版社 出版

北京东黄城根北街 16 号
邮政编码：100717
http: // www.sciencep.com

北京画中画印刷有限公司　印刷
科学出版社发行　各地新华书店经销
*

2022 年 10 月第 一 版　　开本：850×1168　1/32
2022 年 10 月第一次印刷　　印张：5 7/8
字数：169 000
定价：68.00 元

（如有印装质量问题，我社负责调换）

编者名单

主　编　林丽珠　曹俊岭
副主编　杨会霞
编　委　（按姓氏笔画排序）

王　恳　四川省中西医结合医院
王晓红　内蒙古包头肿瘤医院
白锋云　陕西东泰制药有限公司
朱　川　万州三峡医院
孙小虎　陕西东泰制药有限公司
孙志为　云南省第一人民医院
李　晶　河北医科大学第四医院
李国辉　中国医学科学院肿瘤医院
杨会霞　清华大学玉泉医院
何　婷　北京中医药大学附属东方医院
宋飞雪　兰州大学第二附属医院
林丽珠　广州中医药大学第一附属医院
赵　达　兰州大学第一附属医院
贾英杰　天津中医药大学第一附属医院
贾晓辉　吉林市肿瘤医院
贾钰铭　宜宾市第二人民医院
曹俊岭　北京中医药大学附属东方医院
梁　惠　六安市肿瘤防治研究所
董　坚　云南省肿瘤医院
程　俊　重庆中医院
裴　毅　山西大医院

中医药作为各类疾病谱不可或缺的治疗手段之一,在肿瘤疾病的防治方面发挥着广泛而深入的作用。中成药是在中医药理论指导下,遵循君、臣、佐、使配伍原则,以中药材为原料,按照规定的处方、生产工艺和治疗标准生产的制剂,质量可控,疗效确切,具有易于保存、服用方便和便于携带等特点。

数千年来,药物的合理使用一直是治愈疾病的重要手段,中成药是临床主要手段之一。由于中成药应用存在药不对症、辨病不辨证、用药不规范、疗程不合理和服用方法不正确等诸多问题,导致其在临床应用中不能起到治疗效果,甚至引起不良反应,解决这些问题的关键在于中成药的临床合理应用。

中医药学包含着中华民族几千年的健康养生理念及其实践经验,是中华文明的瑰宝,凝聚着中国人民和中华民族的博大智慧。为提高中成药的临床疗效,规范中成药使用,减少中药不良反应发生,降低患者医疗费用,保障患者用药安全,国家中医药管理局和国家卫生健康委员会(原卫生部)组织制定了《中成药临床应用指导原则》,供各级医疗机构在临床使用中成药时参考。

为响应党和国家关于继承和弘扬中医药,保障和规范中成药的临床合理应用,特组织国内知名临床、药学等相关专家,共同编写了《华蟾素类药物临床应用手册》。

有别于一般的药物手册或临床药理学书籍,本书内容更为系统丰富,紧密结合临床用药实践,系统展示了华蟾素类药物起源与研发历程、基础研究、临床应用、临床评价及处理、质量控制、指南推荐等内容。希望本书能为相关专业临床医师提供参考。

由于时间仓促,不足之处在所难免,希望广大读者提出宝贵意见!

林丽珠 曹俊岭

2021 年 1 月

Contents 目录

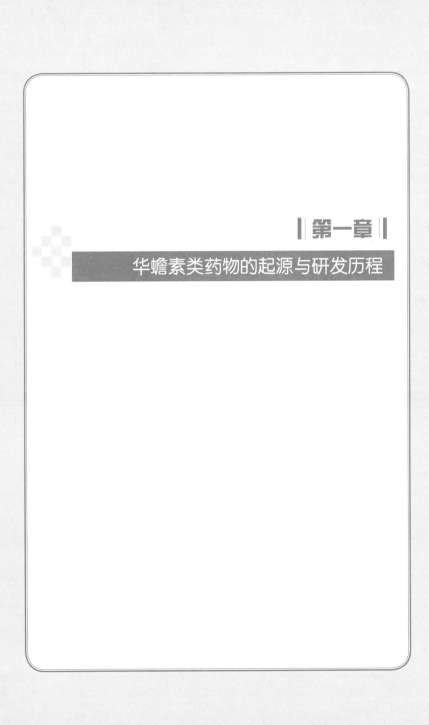

|| 第一章 ||

华蟾素类药物的起源与研发历程

第一节 华蟾素类药物的起源

一、概述

蟾蜍属两栖纲蟾蜍科动物，蟾蜍科有13属约300种，我国产2属12种及亚种。蟾蜍属动物有250多种，分布于世界各地，我国有近10种，主要是大蟾蜍华西亚种、大蟾蜍中华亚种及黑眶蟾蜍3种。"蟾蜍"之名，首见于《名医别录》，陶弘景注云："蝦蟇：有毒。主治阴蚀，疽疬，恶疮……名蟾蜍。"蟾蜍治疗疾病由来已久，其药性理论记载首见于我国第一部药物学专著《神农本草经》："虾蟆，味辛、寒，主邪气，破癥坚血，痈肿，阴疮，服之不患热病。"

蟾蜍经加工可制成蟾皮、蟾酥、干蟾、蟾蜍头、蟾蜍胆、蟾蜍肝等名贵中药材，其中广泛应用于临床的主要有蟾酥、蟾衣、蟾皮。目前，研究较多的是蟾酥与干蟾皮。将蟾蜍科（Bufonidae）动物黑眶蟾蜍（*bufo melanostictus schneider*，图1-1-1）或中华大蟾蜍（*bufo gargarizans* Cantor，图1-1-2）等的耳后腺及皮肤分泌的白色浆液，加工干燥制成蟾酥；蟾蜍去蟾酥、内脏后晒

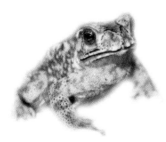

图1-1-1 黑眶蟾蜍

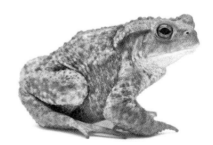

图1-1-2 中华大蟾蜍

干之物则为干蟾皮。

"蟾酥"一词源于《药性论》，入药的记载最早见于《药物本草》；现代药理学研究表明，蟾酥（图 1-1-3）具有增强心肌收缩力、升压、抑制血小板聚集、增加冠状动脉血流、抗炎、抗辐射、抗肿瘤、降血压和麻醉等药理活性[1, 2]。蟾酥为我国传统名贵中药，是国家重点保护的Ⅱ级野生药材，也是 28 种毒性中药材品种之一，在国内外应用广泛。《中华人民共和国卫生部药品标准》（简称《部颁标准》）和《中华人民共和国药典》（简称《中国药典》）2015 年版 88 个成方制剂（329 个批号）中均含有蟾酥。2015 版《中国药典》规定，"取蟾酥，捣碎，加白酒浸渍，时常搅动至呈稠膏状，干燥，粉碎"以炮制蟾酥粉，"多入丸散用，外用适量"[3]。根据《中华人民共和国禁止进出境物品表》规定，明确禁止蟾酥出境（不含配以微量蟾酥的成药）。

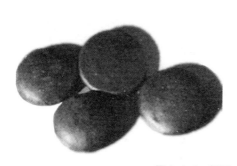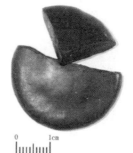

图 1-1-3　蟾酥

临床上蟾酥类制剂主要以丹剂和丸剂为主，包括救心丸、六神丸、华蟾素、六灵解毒丸、生力雄丸、麝香保心丸、蟾酥注射液、肖金丹和梅花点舌丹等。以蟾酥为主药的"六神丸"驰名中外，具有清凉解毒、消炎镇痛的功效，临床用于烂喉丹痧、咽喉肿痛、喉风喉痛、单双乳蛾、小儿热疖、痈疡疔疖、乳痈发背、无名肿毒。德国将蟾酥制剂应用于冠心病临床治疗，日本以蟾酥为原料生产了救生丹[1, 4]。目前蟾酥类制剂主治疮疡肿毒、乳痈、瘰病、顽癣、鹅掌风、牙痛、风湿痹痛，疗效确切[5,6]，其抗肿瘤疗效显著，但也能杀伤正常细胞，且治疗窗窄，治疗剂量与中毒剂量接近[7]。

干蟾皮最早记载于《本经逢原》（"蟾皮，辛、凉，微毒"），又名"蛤蟆皮"（《医方约说》）、"癞蟆皮"（《中药材手册》）、"蟾王蟾皮"（《吉林中药词典》），是蟾蜍科动物中华大蟾蜍或黑眶蟾蜍等的皮，经方入药，目的多为以毒攻毒。现代医药学研究表明，干蟾皮中存在多种化学成分，具有抗肿瘤、抗乙型肝炎病毒等药理作用，临床用于治疗乙型肝炎、慢性气管炎、咽喉肿痛、痈肿疔毒等病症。近年来，蟾皮用于多种恶性肿瘤或配合肿瘤化疗、放疗治疗，不仅能提高疗效，还能减轻不良反应、改善血常规[8,9]。华蟾素就是中华大蟾蜍或黑眶蟾蜍的干燥皮加工制成的。

二、蟾蜍来源药物的药物属性

（一）药物性味

蟾蜍味甘、辛，性温，有毒，文献记载如下：

明代李时珍的《本草纲目》：味甘，辛，温，有毒。

明代张介宾的《本草正》：味辛麻，性热，有毒。

明代倪朱谟的《本草汇言》：味辛苦烈，气热，有毒。蟾酥，通行十二经络、藏府、膜原、溪谷、关节诸处；疗疳积，消臌胀，解疔毒之药也。能化解一切瘀郁壅滞诸疾，如积毒、积块、积胀、内疔痈肿之证，有攻毒拔毒之功也。

《中华本草》："味辛，性凉，有毒，归心、肝、脾、肺经"，能"解毒散结，消积利水，杀虫消疳"。

明代缪希雍的《本草经疏》：蟾酥，诸家所主，但言其有消积杀虫、温暖通行之功，然其味辛甘，气温散，能发散一切风火抑郁、大热痈肿之候，为拔疔散毒之神药，有毒，不宜多用，入发汗散毒药中服者，尤不可多。诸家咸云治小儿疳瘦，恐非正治，不宜漫尝也，即用亦（须）煅过者。若欲内服，勿过三厘。慎毋单使，必与牛黄、明矾、乳香、没药之类同用乃可。如疮已溃，欲其生肌长肉之际得之，作痛异常，不可不知也。

唐代甄权的《药性论》：蟾酥，其味辛、性温、有毒，具有开窍、解毒、消肿、镇痛、消疳等功效；脑疳，以奶汁调滴鼻中。常用于疔疮、痈疽、发背、瘰疬、咽喉肿痛、各种牙痛、小儿疳积等疾病。

清代张秉成的《本草便读》：蟾酥，善开窍辟恶搜邪，惟诸闭证救急方中用之，以开其闭。然服食总宜谨慎，试以少许置肌肤，顿时起泡蚀烂；其性可知。研末时鼻闻之，即嚏不止，故取嚏药中用之。此药止可外用，散痈疽，消疔毒，杀虫疮，却有功效耳。

清代黄宫绣的《本草求真》：蟾酥，味辛气温有毒，能拔一切风火热毒之邪，使之外出。盖邪气着人肌肉，郁而不解，则或见为疔肿发背、阴疮、阴蚀、疳疬恶疮，故必用此辛温以治，盖辛主散，温主行，使邪尽从汗出，不留内入，而热自可以除矣。性有毒，止可外治取效；即或用丸剂，亦止二、三、四厘而已，多则能使毒人。其用作丸投服，亦宜杂他药内，勿单服也。

（二）功能主治

蟾蜍具有解毒、消肿、强心、镇痛等功效，可治疔疮，痈疽，发背，瘰疬，慢性骨髓炎，咽喉肿痛，小儿疳积，心衰，风、虫牙痛。史书记载如下：

《日华子本草》：治蚛牙，和牛酥摩；治腰肾冷，并助阳气，以吴茱萸苗汁调敷腰眼并阴囊。

《本草衍义》：齿缝中血出，以纸纴子蘸干蟾酥少许，于血出处按之。

《医学入门》：主痈疽疔肿瘰疬，一切恶疮顽癣。

《纲目》：治发背疔疮，一切恶肿。

《本草正》：治风、虫牙痛，以纸拈蘸少许点齿缝中。

1. 蟾酥的功效　蟾酥主治小儿疳疾，脑疳。又可治背部疔疮及一切肿毒。

蟾王的蟾酥浆液及蟾酥中的苷元，都是有强烈药理作用的甾族化合物，浆液及蟾酥中尚有不少药理作用较弱的甾族化合物，如胆固醇、7α-羟基胆固醇、β-谷固醇、菜油固醇。通常它们亦与蟾蜍苷元合称为蟾蜍甾族化合物[7]。

蟾蜍浆液及蟾酥中还含有吲哚碱类成分，如5-羟色胺、蟾蜍色胺、蟾蜍特尼定、去氢蟾蜍色胺，其中蟾蜍特尼定在蟾酥中含率甚高；另有含氮物质，如肾上腺素。

2. 蟾皮的功效　蟾皮可清热解毒，利水消胀。治痈疽、肿毒、瘰疬、肿瘤、疳积腹胀、慢性气管炎。史书记载如下：

《纲目拾遗》：贴大毒，能拔毒。收毒。

《本草求原》：贴疮瘰，艾灸。

《浙江中药手册》：为小儿五疳惊风药，又能和小便，消腹胀。

《本草纲目》：蟾王蟾皮疗毒，拔毒神也。

古籍医案记录干蟾皮的用法如下：

治指头红肿生毒：活蟾一只生剥皮，将皮外面向患处包好，明日其毒一齐拔出，或发背、对口等症，毒忽收，内如又起，再贴。切记不可将其皮里面着肉，即咬牢难揭。凡痘疹后回毒，亦可用此治。(《行箧检秘》)

治痈疮：大虾蟆1个，剥全身癞皮，盖贴疮口，于蟆皮上用针将皮刺数孔，以出毒气，自觉安静，且能爬住疮口，不令长大。(《灵秘丹药笺》)

消肿退毒：干蟾皮不拘多少，研为末，金银花露调敷。(《药奁启秘》金蟾散)

治肠头挺出：蟾蜍皮1片，瓶内烧熏挺处。(孙思邈)

(三) 真假辨别

1. 蟾酥　真品团酥呈扁圆形团块或铁饼状，直径3～7cm，厚0.5cm，边缘稍薄，中间略厚；表面平滑，呈茶棕色，质坚硬而韧，不易折断，半透明质状;有光泽,气微,口尝初甜后有持久的麻辣感,粉末嗅之作嚏。断面稍涂水,即成乳白色泡沫状隆起。片酥呈不规则片状,大小厚薄不一,一般厚 0.2cm,一面较粗糙,另一面较光滑;质脆而易断,其他性状同"团酥"。无论团酥还是片酥,均以色红棕、断面角质样、半透明而有光泽者为佳[10]。

伪品几种呈棕黄色到深棕色,粒状,半透明角质样;于玛瑙研钵中很难研细,颗粒呈韧性。粉末气微,口尝后无真品特有的刺激感。断面遇水不溶解,更不会变成乳白色泡沫状隆起。

2. 干蟾皮 除去内脏的干燥蟾蜍,又称"蟾蜍皮"。东北及华北各地也有应用不除去内脏而直接晒干的整个蟾蜍。蟾皮的价格各地相差较小,但碎蟾皮不容易辨别真假,晒制工艺简单粗糙,有异味,也不能识别是否提取过蟾酥,所以价格偏低。整张蟾皮可看出蟾的大小、品种,也可以用肉眼观察是否提取过蟾蜍耳腺上的蟾酥。

三、华蟾素类药物的问世

"华蟾素"又名"中华蟾毒素",为蟾蜍科动物中华大蟾蜍或黑眶蟾蜍等的干蟾皮提取物,从 1983 年开始出现相关研究[11]。

最早上市的华蟾素类药物是华蟾素注射液,1987 年《药学通报》(现更名为《中国药学杂志》)《江苏中医杂志》刊登介绍了此抗癌新药[12]。2005年,华蟾素胶囊问世。目前,国内已上市华蟾素类药物有华蟾素片、华蟾素滴丸等(图 1-1-4),单独或者配合其他疗法应用于临床,有关其药理作用、成分结构、临床应用等,将在后续章节介绍。

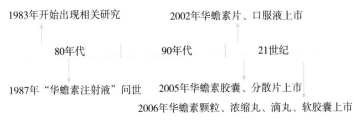

图1-1-4　华蟾素类药物的研发历史

参考文献

［1］高学敏.中药学［M］.北京:中国中医药出版社,2007.

［2］寇冠军,秦姿凡,邓雅芳,等.蟾酥的研究进展［J］.中草药,2014,45(21):3185-3189.

［3］国家药典委员会.中华人民共和国药典［M］.北京:中国医药科技出版社,2015.

［4］袁佳妮,李瑶,杨倩,等.蟾酥类制剂的研究进展［J］.陕西中医,2018,39(9):1316-1318.

［5］金向群.蟾酥化学与药理作用的研究进展［J］.中草药,1996,27(4):246-249.

［6］孙崇峰,范圣此,罗毅,等.蟾酥化学成分及其人工合成的研究进展［J］.中草药,2018,49(13):3183-3192.

［7］赵彦敏.蟾酥化学成分及抗肿瘤活性筛选研究［D］.南京:南京中医药大学,2017.

［8］代丽萍,王智民,高慧敏,等.蟾皮和华蟾素注射液中蟾蜍噻咛含量测定［J］.中国中药杂志,2007,32(3):224-226.

［9］陈瀛澜,郝艳艳,郭夫江,等.蟾酥化学成分及药理活性研究进展［J］.中草药,2017,48(12):2579-2588.

[10] 李宗云，曲婷，王鹏飞，等. 毒性中药蟾酥质量研究现状及关键影响因素分析 [J]. 中国中药杂志，2017，19（2）：863-869.

[11] 金其泉，顾丽英，谢秋心，等. 蟾皮制剂药理作用研究之二——华蟾素注射剂对免疫作用、合并抗癌药和亚急性毒性的影响 [J]. 蚌埠医学院学报，1983（3）：163-168.

[12] 许道义，李慕廉. "华蟾素"问世 [J]. 江苏中医杂志，1987（3）：2.

第二节 华蟾素类药物的研发历程

华蟾素系以中华大蟾蜍或黑眶蟾蜍的阴干全皮为主要原料，通过现代技术，经严格工艺提取而成，其结构式如图 1-2-1 所示，具有清热解毒、活血化瘀、利水消肿、软坚散结、开窍醒神和镇痛等功效，适用于痈疽疮毒、疳积腹胀、瘰疬肿瘤等证，现代药理实验证明其具有抗肿瘤、镇痛、抗病毒及提高机体免疫力等多种作用，已列为国家级中药保护品种，近几年来在我国乃至世界肿瘤领域引起高度重视[1-4]。

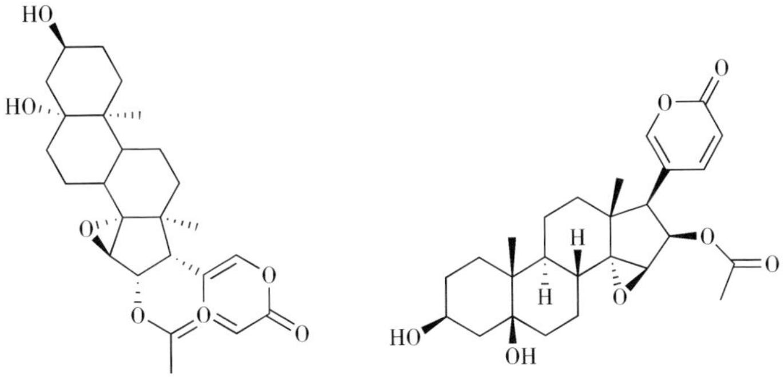

图 1-2-1　华蟾素（Cinobufotalin，华蟾蜍它灵）结构，分子式：$C_{26}H_{34}O_7$，分子量：458.54

一、华蟾素类药物的研究概况

本文作者对华蟾素类药物的文献情况作了全面检索及分析，检索条件：主题 = 华蟾素，或者题名 = 华蟾素，或者 v_subject= 中英文扩展华蟾素，中英文对照，或者 title= 中英文扩展（华蟾素，中英文对照）（模糊匹配）；数据库：文献，跨库检索；检索结果：文献总数：1409 篇，结果如下：

1. 研究走势　自 1984 年以来，发表文献数量逐年稳步增长（图 1-2-2）。

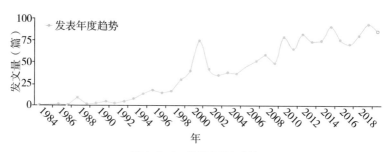

图 1-2-2　华蟾素研究走势

2. 研究机构　众多研究机构在"华蟾素"相关领域成果斐然，以下为高发文量的研究机构，共有 284 篇相关论文（图 1-2-3）。

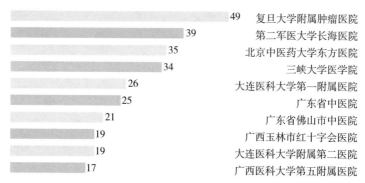

49	复旦大学附属肿瘤医院
39	第二军医大学长海医院
35	北京中医药大学东方医院
34	三峡大学医学院
26	大连医科大学第一附属医院
25	广东省中医院
21	广东省佛山市中医院
19	广西玉林市红十字会医院
19	大连医科大学附属第二医院
17	广西医科大学第五附属医院

图 1-2-3　华蟾素高发文量研究机构

3. 研究关联性　随着研究的不断深入，出现了越来越多与"华蟾素"相关的研究点，形成了庞大的研究网络，以下是高相关的研究点及其研究走势（图 1-2-4）。

4. 研究人员　"华蟾素"研究进程中，大量优秀文献源自于以下学者，推动并引领着学科的发展与进步（图 1-2-5）。

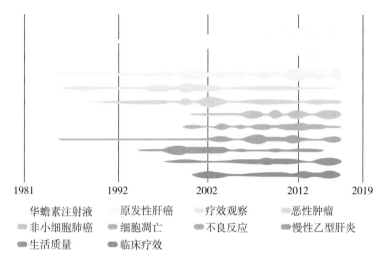

图 1-2-4 华蟾素关联性研究

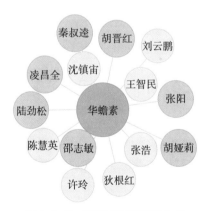

图 1-2-5 华蟾素研究高影响作者

5. 研究领域 "华蟾素"相关的跨学科研究也发展迅猛，已深入到临床医学、药学等多个学科，并衍生出多个交叉学科主题，以下是多个渗透学科及对应的研究主题（图 1-2-6）。

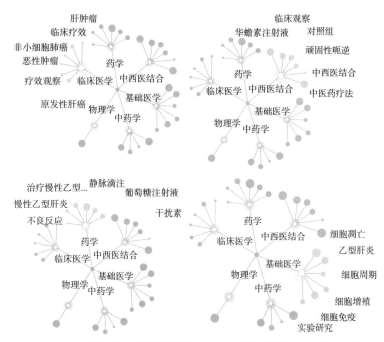

图 1-2-6　"华蟾素"相关的跨学科研究的多个渗透学科及对应的研究主题

二、华蟾素类药物的研发历程（表 1-2-1）

（一）传统剂型

17 ～ 18 世纪，洋地黄还未被引进临床前，民间就用蟾皮干燥粉末治疗水肿。蟾蜍类传统中药制剂抗炎、强心和抗肿瘤等作用功效在长期的临床应用和国内外学者的实验研究中已得到了证实。《部颁标准》和《中国药典》2015 年版 88 个成方制剂（329 个批号）中均含有蟾酥，如喉症丸、麝香保心丸、蟾酥注射液等[1]。

近年来，随着对蟾皮和蟾酥化学成分及结构、药理作用及机制原理等方面研究的不断进展，剂型研发也在不断推进、改良。配伍、组方不同，成药药效和毒性也不同。目前，蟾酥以汤剂、丸剂、膏剂、注射剂等多种剂型入药，其中汤剂应用最早，丸剂在临床应用最广泛。《中国药典》(2015 版)规定"取蟾酥，捣碎，加白酒浸渍，时常搅动至呈稠膏状，干燥，粉碎"以炮制蟾酥粉，"多入丸散用，外用适量"[2]。

随着生物制剂技术、化学提取分离技术及现代药理学的发展，蟾皮已开发成多种制剂及剂型，如华蟾素注射液、华蟾素片、华蟾素口服液、华蟾素胶囊等。近年来，华蟾素在临床上应用广泛，常用于治疗肝癌、胃癌、肺癌、结肠癌、食管癌、胆囊癌、非霍奇金淋巴瘤等，无论是单独应用还是与其他药物联合应用均有良好疗效，能够提高患者机体免疫力、改善患者生活质量、延长生存期。

表 1-2-1　华蟾素类药物的研发历程

年度	内　　容	文献
1983	华蟾素注射剂对免疫作用、合并抗癌药和亚急性毒性的影响	[3]
1985	华蟾素治疗原发性肝癌 69 例近期疗效初步观察	[4]
1985	华蟾素治疗顽固性呃逆的疗效观察	[5]
1986	华蟾素治疗消化系肿瘤伴发顽固性呃逆的疗效观察（附 12 例报告）	[6]
1987	抗癌新药"华蟾素"问世 华蟾素注射剂	[7] [8]
1988	华蟾素治疗消化系肿瘤伴发顽固性呃逆的疗效观察（附 12 例报告）	[9]
1988	华蟾素中、晚期原发性肝癌的临床对照研究（附 42 例分析）	[10]
1989	华蟾素	[11]
1990	肝内注射华蟾素治疗肝癌 18 例初步观察	[12]
1990	华蟾素治疗慢性乙型肝炎病毒携带者疗效观察	[13]
2009	华蟾素注射液应用于介入治疗肝癌的 Meta 分析	[14]
2011	华蟾素注射液联合肝动脉栓塞化疗治疗肝癌的 Meta 分析	[15]
2012	华蟾素注射液联合化疗药物治疗中晚期非小细胞肺癌的 Meta 分析	[16]
2014	华蟾素注射液联合化疗治疗胃癌疗效的 Meta 分析	[17]

年度	内　　　容	文献
2015	华蟾素注射液治疗食管癌的系统评价	[18]
2016	华蟾素注射液治疗肺癌的系统评价	[19]
2019	华蟾素注射液治疗中晚期原发性肝癌的系统评价和Meta分析（英文）	[20]

（二）新型制剂

微球（microsphere）是指药物溶解或分散于高分子材料中形成的微小球状实体，一般制备成混悬剂供注射或口服用，微球粒径范围一般为1～500μm。陈秀秀等[21]制备蟾酥总内酯聚乳酸微球并评价其缓释性能和临床药效。以75%乙醇及二氯甲烷提取蟾酥粉，获得蟾酥总内酯；采用乳化—溶剂挥发法，以聚乳酸（poly lactic acid，PLA）为包材辅料，制备蟾酥总内酯PLA微球。扫描电镜观察其形态结构，发现微球呈完整的圆球形。大鼠皮下注射后，蟾毒灵从PLA微球中释放出来入血。蟾酥总内酯中的主要有效成分蟾毒灵的达峰时间（time to peak，Tmax）、药物半衰期（drug half-life，$T_{1/2}$）和平均滞留时间（mean residence time，MRT）均显著提高，分别是蟾酥总内酯溶液剂的4.0、18.5和2.5倍，而血浆峰浓度只有溶液剂的23.9%，表明PLA微球具有明显的药物缓释作用。此外，蟾酥总内酯PLA微球与泰乐菌素及氟苯尼考联用治疗临床猪喘气病具有良好的协同作用。

也有研究员用乳化聚合法制备华蟾素精明胶微球，根据血管解剖学结构设计微球粒径，通过正交试验确定最佳制备工艺，选择性地栓塞肝窦前动脉，使其肝窦末梢动脉栓塞。同时体外实验表明，载药明胶微球在栓塞的同时，可在肝内将包载的华蟾素精缓慢释放，使肝窦局部维持高药物浓度，以此提高疗效、降低其心脏毒性[22]。

由于脂质微球是热力学不稳定体系，高温灭菌会加速其不稳定性，因此，维持微球灭菌前后的物理化学性质稳定具有重要意义。王涛等研究蟾酥脂质微球（BU-LM）的处方工艺并考察制剂的灭菌稳定性，实验结果表明，粒子界面荷电性、空间位阻作用、pH 和灭菌方式是影响蟾酥脂质微球注射液的物理化学稳定性的重要因素。

参考文献

[1] 国家药典委员会.中华人民共和国药典［M］.北京：中国医药科技出版社，2015.

[2] 刘旭，邵瑞，田晓轩，等.华蟾素抗肿瘤研究进展［J］.中国实验方剂学杂志，2019（5）：229-234.

[3] 金其泉，顾丽英，谢秋心，等.蟾皮制剂药理作用研究之二——华蟾素注射剂对免疫作用、合并抗癌药和亚急性毒性的影响［J］.蚌埠医学院学报，1983（3）：163-168.

[4] 宣典发，周明敏.华蟾素治疗原发性肝癌69例近期疗效初步观察［J］.中西医结合杂志，1985（2）：126.

[5] 陈次和.华蟾素治疗顽固性呃逆的疗效观察［J］.实用内科杂志，1985（5）：245.

[6] 陈次和.华蟾素治疗消化系肿瘤伴发顽固性呃逆的疗效观察（附12例报告）［J］.成都医药，1986（2）：30-31

[7] 沙静姝，毛洪奎.华蟾素注射液［J］.中国药学杂志，1987（07）：437-438.

[8] 许道义，李慕廉.抗癌新药"华蟾素"问世［J］.江苏中医杂志，1987（3）：2.

[9] 陈次和.华蟾素治疗消化系肿瘤伴发顽固性呃逆的疗效观察（附12例报告）［J］.临床荟萃，1988（3）：141.

[10] 方正，门奋勇，郑嫚静.华蟾素加5-Fu治疗中、晚期原发性肝癌的临

床对照研究（附 42 例分析）[J]. 临床医学杂志，1988（4）：36-37.

[11] 丁持亭. 华蟾素[J]. 安徽医学，1989（6）：39.

[12] 黄雯霞. 肝内注射华蟾素治疗肝癌 18 例初步观察[J]. 癌症，1990（3）：239-245.

[13] 徐向田，荆培堂，高凌泰，等. 华蟾素治疗慢性乙型肝炎病毒携带者疗效观察[J]. 临床医学，1990（4）：169-170.

[14] 周昕，杨金坤，朱玲琦，等. 华蟾素注射液应用于介入治疗肝癌的 Meta 分析[J]. 中国新药与临床杂志，2009，28（9）：671-674.

[15] 樊新星，孙山. 华蟾素注射液联合肝动脉栓塞化疗治疗肝癌的 Meta 分析[J]. 中国药师，2011，14（5）：710-713.

[16] 涂超，殷俊，贺洁宇. 华蟾素注射液联合化疗药物治疗中晚期非小细胞肺癌的 Meta 分析[J]. 肿瘤药学，2012，2（1）：67-72.

[17] 焦良波，胡卫，陈涛. 华蟾素注射液联合化疗治疗胃癌疗效的 Meta 分析[J]. 时珍国医国药，2014，25（4）：1003-1006.

[18] 罗川，高波，边宝林，等. 华蟾素注射液治疗食管癌的系统评价[J]. 中国实验方剂学杂志，2015，21（14）：181-185.

[19] 罗川，高波，边宝林，等. 华蟾素注射液治疗肺癌的系统评价[J]. 中国实验方剂学杂志，2016，22（8）：208-214.

[20] 董志勇，邱仙土，Stacy A. Kujawa，等. 华蟾素注射液治疗中晚期原发性肝癌的统评价和 Meta 分析（英文）[J]. Journal of Chinese Pharmaceutical Sciences，2019，28（4）：264-275.

[21] 陈秀秀，王文佳，吴倩倩，等. 蟾酥总内酯聚乳酸微球的制备、缓释性能及其临床药效评价[J]. 中国兽医学报，2015，29（1）：2014-2020.

[22] 曲功霖，王春燕，李宁，等. 蟾酥脂质微球注射液对四种荷瘤裸鼠肿瘤生长的抑制作用[J]. 现代肿瘤医学，2017，33（1）：2187-2194.

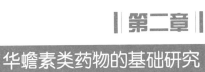

||第二章||

华蟾素类药物的基础研究

第一节 蟾皮以及蟾酥中的化学成分及其相关活性

1. 蟾皮 蟾皮的化学成分复杂，主要有蟾蜍甾二烯类化合物、吲哚碱类和固醇类，其中蟾蜍甾二烯类化合物是蟾皮中的主要有效成分，具有显著的洋地黄样作用、升压作用、呼吸兴奋作用及抗肿瘤作用（如原发性肝癌、肺癌、肠癌等）[1, 2]。另有一些蟾蜍的皮含蟾蜍硫堇、蟾毒色胺、蟾蜍特尼定、日本蟾蜍它灵、惹斯蟾蜍苷元、华蟾蜍它灵、蟾蜍灵、蟾蜍它里定、远华蟾蜍精、去乙酰华蟾蜍精、去乙酰蟾蜍它灵；日本蟾蜍它里灵醇和一种天青色物质，蟾蜍色素，即三羟丙基蝶啶素。

2. 蟾酥 蟾酥中的化学成分主要包括蟾蜍内酯类、吲哚类生物碱、固醇类等。药材的质量分析多集中于蟾蜍内酯成分，而吲哚类生物碱成分研究较少[3]。蟾酥具有多种药理活性，其中抗肿瘤、强心、麻醉、镇痛等作用，为蟾酥活性的研究热点。目前已有活性报道的化合物多为蟾毒配基类化合物和蟾蜍色胺类化合物。蟾蜍毒素类化合物虽然也是蟾酥的主要组成部分，但其药理活性的相关报道还较少。蟾皮及蟾酥中的化学成分及其相关活性见表2-1-1[3]。

表 2-1-1 蟾皮及蟾酥中的化学成分及其相关活性

序号	化学成分	活性	机制
1	蟾毒灵	抗肿瘤作用	促进细胞凋亡、下调酪蛋白激酶-2活力、诱导细胞分化、抑制细胞增殖、激活线粒体介导的细胞凋亡通路
		强心作用	抑制 Na^+-K^+-ATP 酶、抑制 $L-Ca^{2+}$ 释放通道

续表

序号	化学成分	活性	机制
		麻醉、镇痛	可能与中枢阿片受体有关
		抗炎作用	下调环氧合酶-2（COX-2）蛋白表达水平，抑制核转录因子-κB（NF-κB）表达及磷酸化
2	1β-羟基蟾毒灵	抗肿瘤作用	抑制口腔表皮样癌 KB 细胞、人原髓细胞白血病 HL-60 细胞
3	19-氧代蟾毒灵	抗肿瘤作用	抑制 KB、HL-60 细胞
4	日本蟾蜍它灵	强心作用	抑制 Na^+-K^+-ATP 酶
5	蟾毒它灵	强心作用	抑制 Na^+-K^+-ATP 酶
		抗肿瘤作用	激活线粒体介导的细胞凋亡通路
6	去乙酰蟾毒它灵	强心作用	抑制 Na^+-K^+-ATP 酶
7	远华蟾毒精	强心作用	抑制 Na^+-K^+-ATP 酶
		抗肿瘤作用	调节氧化应激与凋亡通路
8	脂蟾毒配基	抗肿瘤作用	通过影响线粒体通路
		强心作用	抑制 Na^+-K^+-ATP 酶
		麻醉、镇痛	
9	脂蟾毒精	强心作用	抑制 Na^+-K^+-ATP 酶
10	6α-羟基华蟾毒精	抗肿瘤作用	抑制 KB、HL-60 肿瘤细胞系
11	华蟾毒它灵	强心作用	抑制 Na^+-K^+-ATP 酶
		抗肿瘤作用	引起线粒体亲环素 D 依赖的非凋亡性死亡
12	沙蟾毒精	强心作用	抑制 Na^+-K^+-ATP 酶
		抗肿瘤作用	下调 β-连环蛋白、抑制血管生成
13	5-羟色胺	麻醉、镇痛	抑制性神经递质，具有免疫调节作用
14	蟾毒色胺	麻醉、镇痛	致幻作用
15	蟾蜍噻咛	–	治疗原发性肝癌
16	蟾蜍丁酸	–	抑制小鼠 P388 淋巴细胞性白血病细胞

参考文献

［1］程国华. 蟾酥质量研究及其药理临床应用进展［J］. 中草药，2001，32（2）：184-186.

［2］张振玉，张昆和. 华蟾素对三种消化系肿瘤细胞杀伤机制研究［J］. 中药药理与临床，1999，15（5）：28-29.

［3］孙崇峰，范圣此，罗毅，等. 蟾酥化学成分及其人工合成的研究进展［J］. 中草药，2018，49（13）：3183-3192.

第二节　华蟾素类药物的成分结构

华蟾素类药物是从蟾皮中提取而得，有关其成分结构的研究，最早可追溯到干蟾皮及蟾酥的成分结构的研究，由于两者的成分结构有许多相似之处，所含化学成分也类似，主要有蟾蜍内酯类（主要是蟾蜍二烯羟酸内酯类）、蟾毒色胺类及固醇类化合物等。蟾皮的特殊成分一般与蟾酥相似，含有 30 种以上甾毒配基，生理活性物主要是蟾蜍毒素及其水解产物蟾毒配基，已知有 12 种以上蟾毒配基，如脂蟾毒配基、华蟾酥毒基、蟾毒灵等；胆固醇、7α- 羟基胆固醇、麦角固醇等；含 7 种以上吲哚类衍生物，如蟾蜍噻咛、蟾蜍色胺、去氧蟾蜍色胺等。蟾皮除了含上述成分外，还含有色氨酸吡咯酶、多种蝶啶类衍生物。此外，还有胆固醇类化合物、蟾蜍环酰胺（bufogargarizanines）等[1]。

一、蟾蜍内酯类化合物

蟾蜍内酯类化合物主要是蟾蜍二烯羟酸内酯类（bufadienolides）化合物，其紫外光谱最大吸收波长在 300nm 左右；蟾蜍二烯羟酸内酯类化合物为强心甾体类化合物（steroids），可分为游离型和结合型化合物；其中游离型称为蟾毒配基，根据配基母核上取代基不同分为 5 类，分别为蟾毒灵类（Ⅰ）、脂蟾毒配基类（Ⅱ）、沙蟾毒精类（Ⅲ）、假蟾毒精类（Ⅳ）、环氧酯蟾毒配基类（Ⅴ）；结合型称为蟾蜍毒素，为蟾毒配基 C-3 位被精氨酸二碳酸酯、硫酸酯等取代的衍生物，两者属于脂溶性化合物，如脂蟾毒配基 -3- 硫酸酯、远华蟾蜍精 -3- 单辛二酸酯、蟾毒灵 -3- 丁二酰精氨酸酯等，是蟾皮和蟾酥的主要有效成分。

蟾蜍内酯主要包括蟾蜍毒素类和蟾毒配基类化合物，其中蟾蜍毒素蟾蜍二烯羟酸内酯类化合物母核结构见图 2-2-1。

根据是否与有机酸相连，蟾蜍二烯羟酸内酯类化合物还可细分为两类：蟾毒配基类和蟾蜍毒素类化合物，主要结构特征是在 C-17 上再接一个 α-吡喃酮基。根据 C-14、C-15 位连接基团的不同，可分为 14β-OH 型和 14β，15β-环氧环型蟾蜍二烯羟酸内酯。其衍生物通常是在 C-3 位上连接上硫酸根、二羧基酯类（dicarboxylic esters）及氨基酸合二羧基酯类（amino-acid dicarboxylic acid esters）等[1]。近年来，已采用 UPLC/TOF-MS 等方法分离测定出 40 个已确定结构的蟾蜍二烯羟酸内酯化合物及其衍生物，包括 13 个 14β-OH 蟾蜍二烯羟酸内酯化合物（1-13），9 个 14β，15β-环氧环型蟾蜍二烯羟酸内酯化合物，以及 18 个蟾蜍二烯羟酸内酯衍生物（23-40）[1-3]。

蟾毒配基类化合物是干蟾皮和蟾酥中的主要化学物质，包括为蟾蜍灵（bufalin）、蟾蜍它灵（bufotalin）、脂蟾毒配基（resibufogenin）、华蟾毒配基 / 华蟾蜍精（cinobufagin）、海蟾蜍毒素（marinobufagin）等[4-7]，该类化合物具有乙型强心苷元的结构，共有 20 多种。张薇等[5] 从花背蟾蜍（*Bufo raddei* Strauch）耳后腺分泌物中分离出南美蟾毒精（marinobufagin）、日蟾毒它灵（gamabufotalin）、远华蟾毒精（telocinobufagin）、阿根廷蟾毒

	R¹	R²	R³	R⁴	R⁵	R⁶
1	H	CH₃	H	H	H	H
2	β-OH	CH₃	H	H	H	H
3	H	CH₃	H	β-OH	H	H
4	H	CH₃	H	H	β-OH	H
5	H	CH₂OH	H	H	H	H
6	H	CH₃	H	H	H	OAc
7	H	CH₃	H	α-OH	H	H
8	H	CHO	OH	H	H	H
9	H	CH₂OH	OH	H	H	H
10	H	H	H	=O	β-OH	H
11	H	H	H	=O	α-OH	H
12	H	H	H	α-OH	=O	H
13	H	CH₃	OH	H	H	H

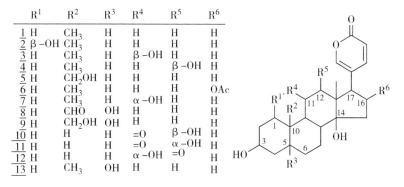

图 2-2-1　蟾蜍二烯羟酸内酯化合物及其衍生物

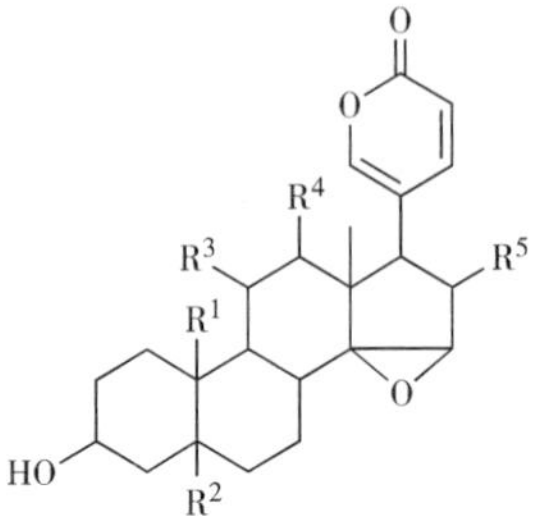

	R^1	R^2	R^3	R^4	R^5
14	CH_3	H	H	H	H
15	CH_3	H	β–OH	H	H
16	CH_3	H	H	β–OH	H
17	CH_3	H	H	H	OAc
18	CH_3	H	H	H	β–OH
19	CH_3	OH	H	H	OAc
20	CHO	OH	H	H	OAc
21	CH_3	OH	H	H	β–OH
22	CH_3	OH	H	H	H

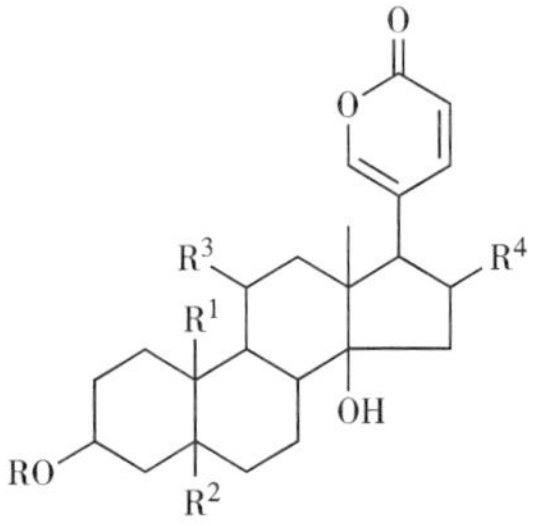

	R	R^1	R^2	R^3	R^4
23	$CO(CH_2)_2COArg$	CH_3	H	H	H
24	$CO(CH_2)_2COArg$	CH_3	H	H	OAc
25	$CO(CH_2)_6COArg$	CH_3	H	H	OAc
26	$CO(CH_2)_6COArg$	CHO	OH	H	H
27	$CO(CH_2)_6COArg$	CH_3	OH	H	H
28	$CO(CH_2)_2COArg$	CH_3	H	α–OH	H
29	$CO(CH_2)_6COArg$	CH_3	H	α–OH	H
30	$CO(CH_2)_4COArg$	CH_3	H	α–OH	H
31	$CO(CH_2)_5COArg$	CH_3	H	α–OH	H

$$Arg= -N\overset{H}{|}-CH_2-\overset{COOH}{\underset{|}{CH}}-(CH_2)_3-\overset{NH}{\underset{||}{C}}-NH_2$$

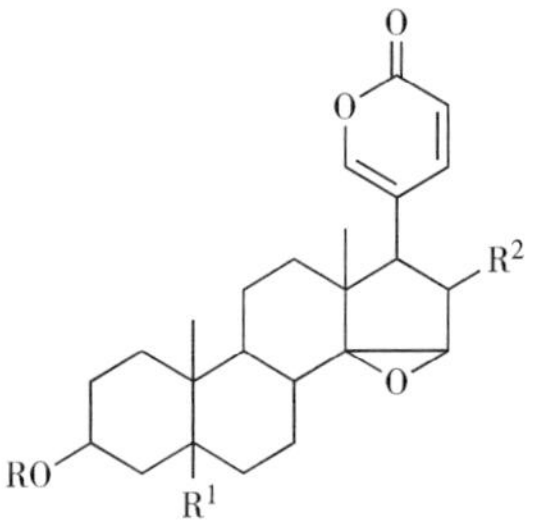

	R	R^1	R^2
32	$CO(CH_2)_2COArg$	H	H
33	$CO(CH_2)_2COArg$	H	OAc
34	$CO(CH_2)_3COArg$	H	OAc
35	$CO(CH_2)_2COArg$	H	β–OH
36	$CO(CH_2)_4COArg$	OH	OAc
37	$CO(CH_2)_5COArg$	OH	OAc
38	$CO(CH_2)_6COArg$	OH	OAc

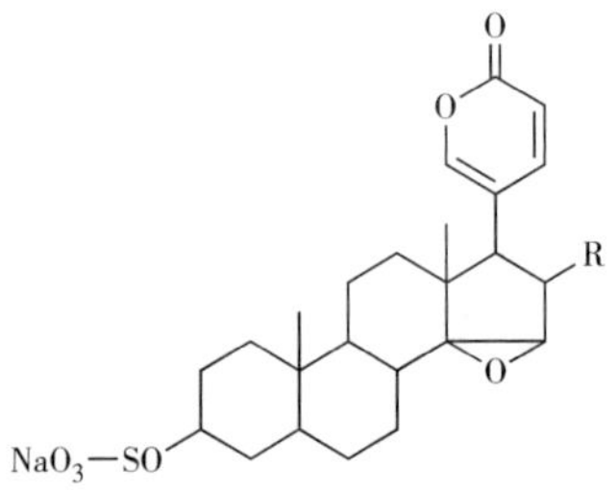

	R
39	H
40	OAc

图 2-2-1　蟾蜍二烯羟酸内酯化合物及其衍生物（续）

精（arenobufagin）等化合物。唐易全等[6]从华西大蟾蜍（*B.bufo Subsp andrewsi* Schmidt）皮中分离出阿瑞那蟾蜍精（arenobufagin）。金向群等[7, 8]从蟾皮乙醇提取物的乙醚部位分离得到蟾毒灵、日蟾毒它灵、蟾毒它灵、华蟾毒精、脂蟾毒配基等。

蟾蜍毒素类化合物又分为蟾毒、蟾毒配基脂肪酸酯和蟾毒配基硫酸酯等。该方面的研究较多，有研究者分别从日本产的台湾蟾蜍、绿蟾（*B.viridis* Laur）、台湾产的曼谷蟾蜍（*B.bankorensis* Borbour）及国产中华大蟾蜍（*B.bufo gargarizans* Cantor）皮中分离出以琥珀酰、己二酰和庚二酰代替辛二酰的精氨酸酯类化合物及硫酸酯类化合物[9-13]；又有研究者从北美产的蟾蜍（B.americanus）和台湾产的黑眶蟾蜍（*B.melanostictus* Schneider）的皮中分离出了 *L*-1-甲基组氨酸、*L*-3-甲基组氨酸代替精氨酸部分的蟾蜍毒素类化合物[14, 15]。

根据配基的不同，蟾蜍毒素类化合物可分为 13 类，包括蟾毒色胺（bufotenine）、蟾毒色胺内盐（bufotenidine）、去羟基蟾毒色胺等，具有 50 余种化合物。蟾毒色胺类化合物属于吲哚类生物碱，均含有吲哚环，亦可称为吲哚碱类，已分离出 5-羟色胺（serotonine，图 2-2-2）、蟾毒色胺（bufotenine，图 2-2-3）、蟾蜍特尼定、蟾蜍季胺、蟾蜍噻咛（bufothionine，图 2-2-4）和脱氢蟾蜍色胺（图 2-2-5）等[16, 17]。

杨立宏等[4]对蟾皮化学成分进行研究，分离并鉴定了 5 种化合物，根据分析确定为蛛蟾灵 3-丁二酰精氨酸酯、华蟾毒精 3-丁二酰精氨酸酯、酯

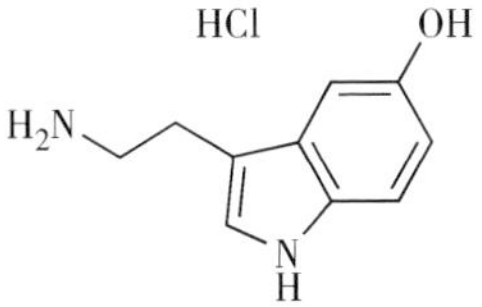

图 2-2-2 5-羟色胺

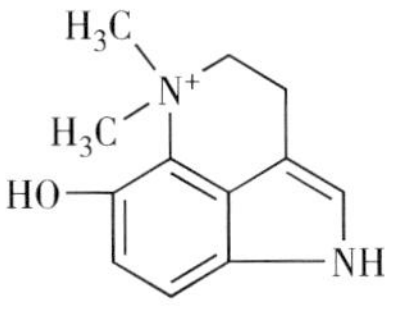

图 2-2-3 蟾毒色胺

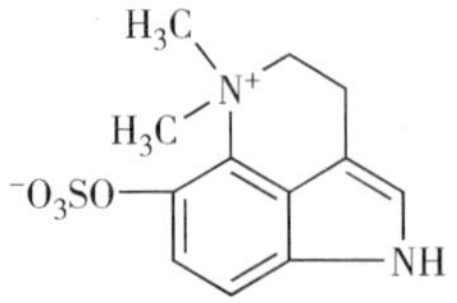

图 2-2-4 蟾蜍噻呤（45）

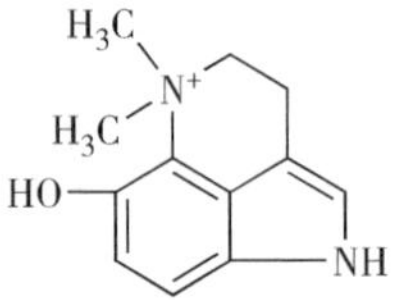

图 2-2-5 脱氢蟾蜍色胺（46）

蟾毒配基 3- 丁二酰精氨酸酯、蟾蜍噻呤、光色素。另有报道，吲哚类生物碱蟾蜍噻呤在干蟾皮中的相对含量较高，而蟾酥中含量很低；还有报道，干蟾皮中可分离得到胆固醇、β - 谷固醇以及棕榈酸胆固烯酯。华蟾素注射液以 5- 羟色胺含量不少于 0.5%（mg/ml）为质量控制标准。

二、胆固醇类化合物

蟾蜍浆液及蟾酥中的苷元，都是有强烈药理作用的甾族化合物，如胆固醇、三羟胆甾烷（图 2-2-6，图 2-2-7）、7α - 羟基胆固醇（7α -hydroxy-cholesterol）、7β - 羟基胆固醇、β - 谷固醇（β -sitosterol）、麦角固醇、菜油固醇（campesterol），通常它们亦与蟾蜍苷元合称为蟾蜍甾族化合物（bufosteroids），另外含有棕榈酸胆甾烯酸[16, 17]。

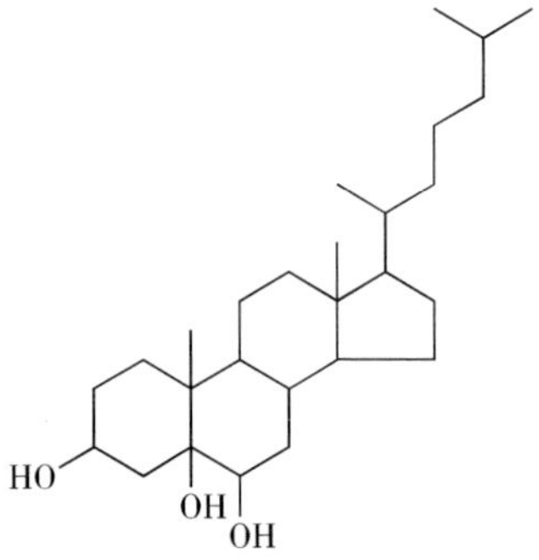

图 2-2-6 三羟胆甾烷

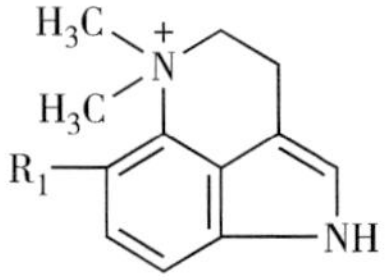

图 2-2-7 固醇类化合物

三、蟾蜍环酰胺类化合物

有学者在蟾皮中分离得到蟾蜍环酰胺类化合物。2007年，代丽萍等[15]首次从干蟾皮中分离获得了一种新化合物，并命名为蟾蜍环酰胺B（bufogargarizanine B，图2-2-8），其结构为4-氨基-3-羟甲基-环辛酰胺骈四氢-α-呋喃酮。同时，还分离出蟾蜍环酰胺C、蟾蜍噻咛、去氢蟾蜍色氨氢溴酸盐，辛二酸，丁二酸，其中蟾蜍环酰胺B和C为新化合物，生理活性物主要是蟾蜍毒素及其水解产物。其后，又有学者提物分离出2个有类似结构的化合物，分别是蟾蜍环酰胺C（bufogargarizanine C，图2-2-9）和蟾蜍环酰胺D（bufogargarizanine D，图2-2-10）[16-18]。蟾蜍环酰胺B和蟾蜍环酰胺D（图2-2-10），含有内酯结构，而蟾蜍环酰胺C不含内酯结构[15]。

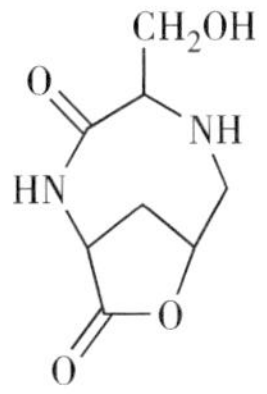

图2-2-8 蟾蜍环酰胺B

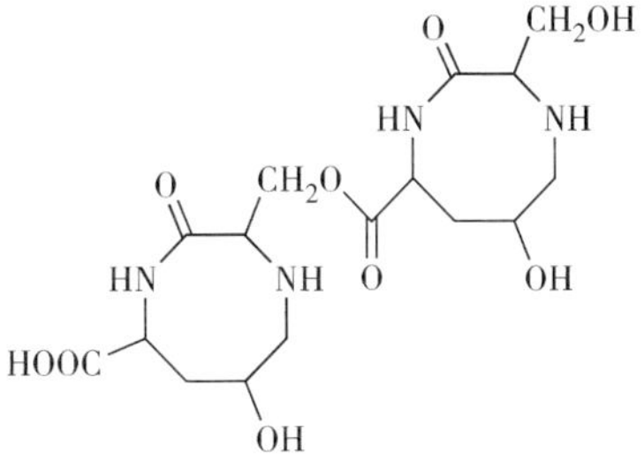

图2-2-9 蟾蜍环酰胺C

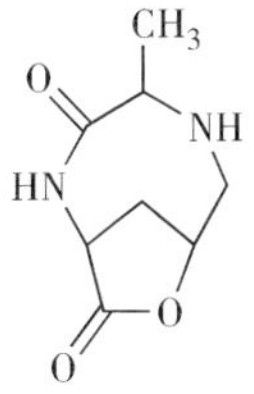

图2-2-10 蟾蜍环酰胺D

四、其他化合物

2009年，Cao等[16]在干蟾皮水溶性成分中，分离得到二肽、嘧啶、腺苷类成分；2019年，韩婷等[1]从中华大蟾蜍的干燥外皮中分离并鉴定出8个化合物，环（L-甘氨酸-L-脯氨酸）二肽、蟾蜍咛、脱氢蟾蜍色胺、腺苷、尿嘧啶、辛二酸、5-羟色胺、琥珀酸，首次分离并鉴定二肽为环（L-甘氨酸-L-脯氨酸）二肽；此外，还有学者从干蟾皮分离出光色素[4]和各种无机元素[17]、吗啡、肾上腺素、脂肪酸、γ- 氨基丁酸（γ-aminobutyric acid）、琥珀酸（图 2-2-11）、辛二酸（图 2-2-12）、多糖类及微量元素等[1, 7, 18]。

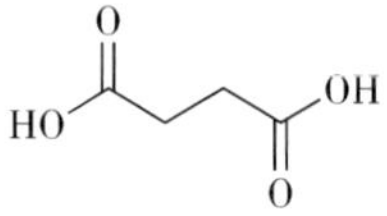

图 2-2-11　琥珀酸

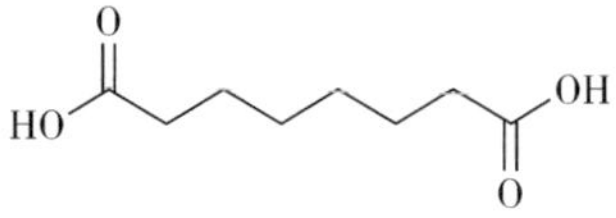

图 2-2-12　辛二酸

参考文献

［1］韩婷，李艳芳，刘金旗，等.中华大蟾皮化学成分研究［J］.现代中药研究与实践，2019，33（5）：16-18.

［2］程文宁，肖家全.华蟾素抗肿瘤作用及其机制进展研究［J］.医学综述，2009，15（4）：1193-1194.

［3］Ma XC, Zhang BJ, Xin XL, et al. Simultaneous quantification of seven major bufadienolides in three traditional Chinese medicinal of chansu by HPLC-DAD.［J］.Nat Prod Commun，2009，4（2）：179-184.

［4］杨立宏，金向群，张薇.中华大蟾蜍皮化学成分研究［J］.沈阳药科大学学报，2000，17（4）：292-295.

［5］张薇，徐利锋，张豁中.花背蟾蜍耳后腺分泌物中化学成分的研究［J］.沈阳药学院学报，1992，9（2）：98-102.

［6］唐易全，华家樨，田盛海，等.我国产华西大蟾蜍皮肤中阿瑞那蟾蜍精的分离、结构鉴定和生物活性［J］.中国药学杂志，1990，25（3）：138-139.

［7］金向群，张豁中，张海霞，等.中华大蟾蜍皮的化学成分研究［J］.中草药，1992，23（3）：117-119.

［8］金向群，张薇，张豁中.蟾蜍化学及药理研究的进展［J］.沈阳药学院

学报，1989，6（3）：204-211.

［9］肖崇厚，陈蕴如. 中药化学［M］. 上海：上海科学技术出版社，1989.

［10］Shimada K，Fuiii Y，Yamashita E，et al，Studies on cardiotonic steroids from the skin of Japanese toad［J］. Chem Pharm Bull，1977，25（4）：714-730.

［11］Shimada K，Lshii N，Nambara T. Occurrence of bufadienolides in the skin of *Bufo viridis* Laur［J］. Chem Pharm Bull，1986，34（8）：3454-3457.

［12］Shimada K，Sato Y，Nambara T. Occurrence of marinobufotoxin and telocinobufotoxin homologs in the skin of *Bufo bankorensis* Bor Bour［J］. Chem Pharm Bull（Tokyo），1987，35（6）：2300-2304.

［13］杨立宏，张黪中，张冰，等. 中华大蟾蜍皮化学成分的研究［J］. 药学学报，1992，27（9）：679-683.

［14］辛少鲲，司南，王宏洁，等. 蟾皮中亲水性成分的化学研究［J］. 中国中药杂志，2016，41（20）：3067-3072.

［15］代丽萍，高慧敏，王智民，等. 蟾皮化学成分的分离与结构鉴定［J］. 药学学报，2007，42（8）：858-861.

［16］Cao X，Wang D，Wang N，et al. Water-soluble constitutions from the skin of *Bufo bufo gargarizans* Cantor［J］.Chinese Journal of Natural Medicines，2009，7（3）：181-183.

［17］徐乃玉，顾振纶. 中华大蟾蜍皮无机元素初步分析［J］. 中成药，2003，25（9）：748-753.

［18］Kamano Y，Yamamoto H，Tanaka Y，et al. The isolation and structure of new bufadienolides，3-（hydrogen suberate）of resibufogenin，cinobufagin and bufalin. The structure of the so-called "bufotoxins"［J］.Tetrahedron Lett，1968，9c 54：5673-5676.

第三节 华蟾素类药物的药理作用

一、抗肿瘤作用

大量的研究表明，以蟾毒灵和华蟾酥毒基为代表的蟾毒配基类化合物是华蟾素抗肿瘤作用的主要活性成分。华蟾素对小鼠移植性肿瘤 H22 肝癌、S180 肉瘤具有明显的抗肿瘤作用，可明显延长 L1210 白血病小鼠生命，当其剂量加大到 8g/kg 时，对大鼠 W256 的抑制率达到 68.7%。从分子水平观察，可使 H22 肝癌荷瘤小鼠血浆内 cAMP 含量升高，并使 cAMP/cGMP 比值恢复正常。体外药物试验表明剂量用到 2 ～ 3 mg 可对人肝癌 SMMC-7721、人胃癌 MKN45、人结肠癌 LOVO 均有抑制作用，可直接杀伤肿瘤细胞DNA，导致肿瘤细胞坏死[1]。

另有实验发现，华蟾素能显著减少 RRM2 在 mRNA 及蛋白水平的表达，有效抑制人子宫内膜癌 Ishikawa 细胞增殖，降低侵袭力。研究证实，华蟾素终浓度 3.0mg/ml 是最佳抑制浓度[2]。华蟾素注射液中的多肽成分对人胃癌细胞、胰腺癌细胞、结肠癌细胞等多种细胞的增殖均有抑制作用[3]。研究推测，诱导大肠癌细胞周期 S 期阻滞可能是其抑制大肠癌细胞增殖的机制之一。

李杭[4]对比了单用华蟾素及与化疗药合用治疗中晚期肺癌患者 47 例，发现单用华蟾素可减轻肺癌患者症状；与化疗药合用，不但可以减轻症状、缩小病灶，还能减轻化疗后的胃肠道反应及白细胞下降程度。临床资料也表明，华蟾素与氟尿嘧啶、环磷酰胺、甲氨蝶呤、长春新碱联合应用具有协同作用，能减轻放疗与化疗的毒副作用。

二、免疫促进作用

华蟾素可提高免疫功能，增高小鼠脾脏溶血空斑形成细胞（PFC）活性率、增高血清溶菌酶浓度、提高免疫抑制状态的小鼠及致敏小鼠血清 IgG 的含量、升高低白模型小鼠外周血白细胞数量、促进腹腔巨噬细胞吞噬功能、提高机体的非特异性免疫[5]。淋巴细胞、补体和血清免疫球蛋白都是提示机体免疫状态的极为重要的指标，其中，淋巴细胞包括了总 T 细胞、T 细胞/诱导细胞、CD4/CD8、B 细胞、NK 细胞等，补体包括 IgG、IgA、IgM、总补体活性、C3、C4 等。研究发现，恶性肿瘤患者外周血的 T 蛋白抑制/细胞毒性细胞（CD8）阳性细胞明显高于正常人，而 CD3 和 T 细胞/诱导细胞（CD4）阳性细胞数明显低于正常人，且 CD4/CD8 的比值也比正常对照组低[6]。

华蟾素可防治 CTX 所致白细胞减少症，能提高小鼠淋巴细胞比率，提高小鼠血清中 IgG、IgM 的含量，具有增强体液免疫和细胞免疫的功能。危晓莉等[7]将华蟾素加入 DCs 培养液，培养第 7 天镜下观察发现，华蟾素组细胞比对照组相对多，细胞体积也相对大些，这说明华蟾素对 DCs 的生长发育有利；流式细胞仪检测表面分子表达水平显示：加入华蟾素后 DCs 表面分子的表达水平升高，同种异体混合淋巴细胞反应增强，这些结果提示了华蟾素能上调 DCs 协同刺激分子的表达，提高 DCs 的成熟度，增强 DCs 的作用。由此推断，华蟾素增强 DCs 功能可能是增强机体免疫力的重要方面。IL-12 是迄今为止 DCs 释放的最有效的 CTL 和自然杀伤细胞活性刺激因子，能刺激它们分泌多种细胞因子，特别是 Th1 细胞分泌的 γ 干扰素（IFN-γ），而 IFN-γ 反过来又可促进 DCs 功能的成熟和 IL-12 的分泌，它们之间形成了一个正反馈，最终对 DCs 诱导 Th0 向 Th1 分化起放大作用，在细胞免疫中发挥重要作用。

《黄帝内经》中说，"正气存内，邪不可干""邪之所凑，其气必虚""壮人无积，虚人则有之"。传统医学认为，"气虚"是肿瘤最重要的发病基础。现代医学认为，机体的免疫系统可以影响肿瘤的生长，而肿瘤细胞之所以能够呈现无限制的生长状态，也是因为其可以通过多种方式逃避免疫系统的监控。研究资料表明，长期处于免疫功能低下状态的晚期消化道恶性肿瘤患者，因为伴有多种免疫功能的损害，并且随着肿瘤的发展逐步加重，导致了肿瘤患者的免疫功能日益破坏，无法抗拒外来致癌因素的入侵，因此，不能排斥甚至杀灭外来的异己细胞。正如肿瘤专家孙燕院士所说："在细胞水平上，我们可以看到各种免疫细胞，如巨噬细胞、T 淋巴细胞、自然杀伤细胞功能的失调；在分子水平上，我们又可以看到控制基因或抑癌基因（*p53*、*p16*）的丢失。这些都可以理解为传统医学中'正虚'的问题。因此，恶性肿瘤的治疗法则中，中西医结合治疗，尤其以'扶正培本'为主导思想，已经成为一项极其重要的法则。"

三、抗病毒作用

华蟾素有扶正固本的作用，不仅能够调节机体的免疫功能，还能清除乙型肝炎病毒（hepatitis B virus，HBV）或抑制病毒复制。王守义等[8]的研究表明：使 HBeAg、pre-s2 转阴的疗效与 α- 干扰素 3 ～ 6 个月疗效比较相似。无论是单独用药还是联合其他药物，华蟾素对 HBsAg、HBeAg 及 HBV-DNA 的阴转均具有显著的促进作用，尤其是与其他抗 HBV 药物联合应用时，具有很好的协同作用，进而预防原发性肝癌的发生[9]。

徐向田等[10]对华蟾素进行了一系列研究，早在 1990 年，就发现华蟾素对抑制慢性 HBV 复制有一定作用。其后，另有研究用华蟾素治疗 HBV 携带者及慢性乙型肝炎，结果治疗组的 HBeAg、PHSA-R、DNAP 阴转率均高于对照组，提示华蟾素对 HBV 复制有明显抑制作用[11, 12]。另有研究显示：华蟾素能明显抑制鸭乙型肝炎病毒（duck hepatitis B virus，DHBV）的复制，并有较好的病理改善作用[13]。

四、镇痛作用

华蟾素注射液对小鼠热板刺激有一定缓和持久的镇痛作用，但在 3h 内远不如吗啡强大。张津萌等[14]研究了脂蟾毒配基、华蟾酥毒基和蟾毒灵3种成分配伍后的镇痛效果，结果镇痛作用由强到弱排序为：蟾毒灵、华蟾酥毒基、脂蟾毒配基；脂蟾毒配基用量较大时，与华蟾酥毒基配伍表现为相互的抑制作用，用量较小时则为协同作用；脂蟾毒配基与蟾毒灵配伍表现为相互的抑制作用；华蟾酥毒基与蟾毒灵配伍主要表现为蟾毒灵的镇痛作用；三者共同配伍时，未表现出相互间的协同或抑制作用。从分子结构上分析，蟾毒灵、华蟾酥毒基及脂蟾毒配基均为蟾蜍中乙型强心甾族化合物[15, 16]，三者结构十分类似，但是蟾毒灵的14位羟基和华蟾酥毒基的16位乙酸酯基上的羰基易形成氢键，可以和细胞 Na^+-K^+-ATP 酶结合位点上的氨基酸残基形成比较稳定的氢键，从而使配体与受体的结合能力增强，使药效提高[17]。羟基形成氢键的能力大于酯基中的羰基，因而蟾毒灵与受体结合的能力也大于华蟾酥毒基。脂蟾毒配基14、15位的环醚结构形成氢键的能力是三者中最弱的，导致与细胞膜上受体结合力也最弱，可能是其疗效不高的原因。

五、对呼吸、血压的作用

实验证明，脂蟾毒配基、蟾毒灵及华蟾毒精等都具有显著的呼吸兴奋和升压等中枢兴奋作用，特别是脂蟾毒配基已作为呼吸兴奋剂使用。脂蟾毒配基对小鼠的半数惊厥剂量（CD_{50}）及半数致死量（LD_{50}）分别为 10.52mg/kg 及 20.80mg/kg（LD/CD=1.98），脂蟾毒配基的 LD/CD 值比其他呼吸兴奋剂如尼可刹米、戊四氮及山梗菜碱等为大。脂蟾毒配基对患者的呼吸中枢及血管运动中枢有直接的兴奋作用，另有强心、升高血压作用，且作用迅速持久，用于中毒、溺水、昏迷引起的呼吸衰竭、休克、呼吸困难及气逆等。

蟾蜍灵、华蟾蜍精、蟾蜍苷元、华蟾蜍它灵及日本蟾蜍它灵静脉注射（0.05mg/kg），均可引起麻醉兔的呼吸兴奋和血压上升。蟾蜍苷元除对兔外，对猫也能兴奋呼吸，其作用比尼可刹米、戊四氮、洛贝林等强，并能拮抗吗啡的呼吸抑制。升高血压的作用由强到弱排序为：蟾蜍灵、华蟾蜍精、蟾蜍苷元、华蟾蜍它灵、日本蟾蜍它灵。蟾蜍苷元的升压作用主要是末梢性的，但也有中枢性成分。正常人静脉注射蟾蜍它灵 0.25 ～ 0.5mg，升高收缩压而不影响舒张压，说明主要作用是兴奋心脏。蟾蜍色胺能引起肾上腺素释放，且使动物对肾上腺素更加敏感；能兴奋神经节，故能升高麻醉猫及去脑犬的血压。蟾蜍特尼定与蟾蜍色胺作用相似，但其毒性很强，超过 5mg/kg 即可引起兔血压下降；在蛙腹直肌、脊髓猫、竖毛肌轴素反射、离体兔肠标本上，均可证明蟾蜍特尼定有烟碱样作用。

厉旭云等[16]的研究结果表明：华蟾素对大鼠离体胸主动脉有收缩作用，其缩血管机制与其促使细胞外 Ca^{2+} 经电压依赖性钙通道内流进入血管平滑肌细胞有关；同时，华蟾素作用于血管内皮细胞，引起血管舒张因子—氧化氮的释放，部分抵消其缩血管效应。

六、强心作用

研究发现，蟾毒配基类和蟾蜍毒素类化合物均有强心作用，但蟾毒配基类化合物作用更为明显，其化学结构与强心作用有一定的关系。对猫离体心脏乳头肌标本，蟾毒灵及日本蟾毒它灵的强心作用的最低有效浓度为 10^{-8}g/ml；脂蟾毒配基、华蟾毒精的强心作用的最低有效浓度为 10^{-7}g/ml。

华蟾毒与华蟾毒精的作用相似，以适宜浓度灌注蛙心，可使其停止于收缩期，给麻醉猫、犬静脉注射引起心搏减慢，收缩振幅变大，心律失常，继而心动过速而死亡；在用于麻醉犬时，其心电图呈现 P-R 间期延长、心室率变慢、异性节律、期外收缩、束支传导阻滞、T 波变平或倒置，继而室性心动过速、心室颤动而死亡。有研究认为，蟾毒配基对心脏的作用系通过迷走神经中枢或末梢，并可直接作用于心肌，与洋地黄相比，可能因无糖基存在，蟾毒配基与蟾毒的强心作用较弱并缺乏持久性，因此无积蓄作用，亦有报道精氨酸能延长其强心作用。

刘宏杰等[18]的研究结果表明：华蟾素注射液通过提高或保护机体本身

抗氧化酶类的活性，加快清除多种自由基，减轻自由基对细胞膜或细胞器膜的攻击，减少脂质过氧化反应的发生，降低脂质过氧化产物的含量，从多个环节减少或阻断自由基的损伤作用，来拮抗阿霉素所致的心脏毒性。华蟾素注射液具有与右丙亚胺类似的预防阿霉素心脏毒性的效果[18]。

七、其他作用

有研究证实，华蟾素类药物已有抗炎及镇咳作用。其抗炎作用表现为，蟾酥固醇类物质能抑制血管通透性，对金黄色葡萄球菌和甲型溶血性链球菌感染的家兔，对一些抗菌药物不敏感或对其已产生耐药性的化脓性疾病，该品亦有抑制效果[19]。据动物实验，预先皮下注射蟾蜍色胺，对 5- 羟色胺喷雾引起的豚鼠气管痉挛有明显保护作用。对蛋清致敏的豚鼠离体子宫或回肠，蟾蜍色胺有抗过敏作用[19]。

参考文献

[1] 何玉玲，邢莉清. 华蟾素的药理作用及临床应用 [J]. 中国临床医药研究杂志，2003（90）：8865-8867.

[2] 王玲玲，周怀君，胡娅莉，等. 华蟾素对子宫内膜癌 Ishikawa 细胞 RRM2 表达的影响和意义 [J]. 现代妇产科进展，2009，18（4）：269-272.

[3] 吴旭，高波，杨健，等. 华蟾素注射液多肽成分体外抗肿瘤活性研究 [J]. 药学学报，2012，47（6）：822-826.

[4] 李杭. 华蟾素单用及与化疗合用治疗中晚期肺癌的疗效观察 [J]. 河南肿瘤学杂志，2002，15（1）：70-73.

[5] 林培英，潘竞锵，冯昭明，等. 华蟾素对小鼠免疫功能的影响 [J]. 中成药研究，1987：12，20-21.

[6] 何玮. 中药华蟾素对消化道晚期恶性肿瘤患者免疫功能的影响 [D]. 合肥：安徽中医药大学，2015.

[7] 危晓莉，汪晓莺，汤伟.华蟾素对正常人外周血来源树突状细胞的影响[J].南通大学学报（医学版），2007，2（1）：20-21.

[8] 王守义，朱新宇，邢卉春.华蟾素治疗慢性乙型肝炎病毒携带者及慢性乙型肝炎的效果观察[J].传染病药学，1998，8（2）：15-17.

[9] 张志宇，王巍，关小民，等.拉米夫定联合华蟾素治疗慢性乙型肝炎疗效随访观察[J].传染病信息，2004，17（4）：178-179.

[10] 徐向田，荆培棠，高凌泰，等.华蟾素治疗慢性乙型肝炎病毒携带者疗效观察[J].临床医学，1990，10（4）：169-170.

[11] 徐向田，荆培棠，李永华，等.华蟾素治疗慢性乙型肝炎病毒携带者临床研究[J].中国中西医结合杂志，1993，13（8）：473-475.

[12] 荆培棠，徐向田，王家爱，等.华蟾素治疗慢性乙型肝炎的临床观察[J].山东医药，1992，32（7）：6-7.

[13] 巫善明，徐向田，徐伟民，等.华蟾素抗鸭乙型肝炎病毒实验研究[J].中华传染病杂志，1995，13（1）：25-28.

[14] 张津萌，吴世福，盛华刚，等.脂蟾毒配基、华蟾酥毒基、蟾毒灵不同配伍的镇痛作用比较[J]山东中医药大学学报，2014，38（1）：65-68.

[15] 孔青.蟾酥及华蟾酥毒基对神经系统钠通道的调制[D].大连：大连理工大学，2011：1-65.

[16] 厉旭云，陆源，单绮娴，等.华蟾素对大鼠胸主动脉的缩血管作用及其机制[J].浙江大学学报（医学版），2006，35（2）：178-181.

[17] 吴喜燕，高慧敏，王智民.蟾蜍类药材化学成分研究进展[J].中国实验方剂学杂志，2010，16（14）：207.

[18] 刘宏杰，王文海，周荣耀.华蟾素拮抗阿霉素心脏毒性及其作用机制[J].上海中医药杂志，2008，42（11）：75-77.

[19] 李景苏，蔡长春，成西霞.华蟾素药理研究及临床应用[J].中华临床医药，2002，3（8）：64-65.

第四节　华蟾素类药物的作用机制

与普通化疗药物相比，华蟾素具有毒副作用小、不良反应少、抗癌活性高等优点，且能够提高患者机体免疫力，抑制肿瘤细胞增殖并诱导其凋亡，提高患者生活质量。本文着重就华蟾素抗癌、镇痛、抗病毒的作用机制进行阐述。

一、抗癌作用机制

（一）中医抗癌机制

几千年来，传统医学形成了较为系统、独特的关于肿瘤的病因、病机的理论，并积累了丰富的中药抗癌、治癌的经验，中草药在治疗肿瘤方面发挥了不可替代的作用。中医药调节人体功能是从整体上去进行的，不仅对肿瘤细胞无明显营养促生作用，而且能有效增强人体正常细胞功能；不仅对人体正常细胞无明显杀伤作用，也能有效抑制和杀灭肿瘤细胞。在与西药联合治疗时，可在很大程度上减轻西药对机体带来的不良反应。

大量研究资料表明，华蟾素类药物等扶正培本类中药可扶助正气，纠正气血阴阳之偏衰。

（二）抗癌机制之现代研究

现代研究证明，华蟾素类药物抗肿瘤的机制可能包括抑制肿瘤细胞增殖和调节机体免疫等。

1. 抑制肿瘤细胞增殖　华蟾素能通过多种途径抑制肿瘤细胞增殖，主要是抑制肿瘤细胞 DNA 和 RNA 的生物合成。DNA 是构成染色质的主要物质，是决定细胞生长、分化、分裂和各种性状的重要因素。DNA 的复制、转录、合成等是肿瘤细胞增殖的基础。DNA 拓扑异构酶（topoisomerase，Topo）是存在于细胞核内的一类酶，在 DNA 转录、翻译、复制、重组等遗传相关过程中，起到调控 DNA 拓扑结构的作用。正常细胞核的 DNA 含量相对稳定，而恶性肿瘤细胞 DNA 含量明显增多，因此可用肿瘤细胞中 DNA 的含量反映肿瘤细胞的恶性增殖能力。DNA 增殖是细胞分裂的基础，肿瘤细胞的主要特征之一就是失控的自主性增殖，且染色体的数量大多为超二倍体或高异倍体，因此肿瘤细胞在生长、分裂的过程中，常伴随着 DNA 含量增加。华蟾素能够调节肿瘤细胞的核苷酸代谢，干扰 DNA 和 RNA 的生物合成，阻碍细胞进行有丝分裂，从而抑制肿瘤细胞的增殖，具有提高机体免疫功能和抗肿瘤的功效，抑制肿瘤细胞的生长，诱导肿瘤细胞的凋亡，参与肿瘤细胞的直接杀伤，抑制抗凋亡基因的表达，提高肿瘤患者免疫水平，进而起到抗肿瘤的作用。

有研究表明，华蟾素能够影响人肝癌 HepG2 细胞 Topo Ⅰ mRNA 的表达，抑制其活性，将肿瘤细胞阻滞于 S 期，且这种作用呈浓度依赖性，华蟾素不仅能影响 Topo Ⅰ 的活性，还能下调 Topo Ⅱ 的表达，且这种作用与时间、浓度均成正比[1, 2]。华蟾素还能降低中晚期原发性肝癌 HBV-DNA 高表达患者 HBV-DNA 的含量，提高患者生活质量、延长其生存期并使其整体的身体素质提高[3]。华蟾素不仅可以抑制肿瘤细胞 DNA 的合成，还能抑制肿瘤细胞的增殖。

张振玉等[4]采用 MTT 比色法检测细胞增殖抑制率、琼脂糖凝胶电泳观察 DNA 断裂情况，发现人胃癌、结肠癌、肝癌 3 种肿瘤细胞在华蟾素（2mg/ml）孵育 48h 后其生长抑制率为 16.6%～23.3%，与顺铂杀瘤效果相当，细胞形态由多边形变成圆形，染色质疏松，细胞核溶解，DNA 电泳显示连续膜状条带。其中人肝癌细胞 SMMC-7721 及人结肠癌 LOVO 较敏感，提示华蟾素对体外培养的人胃癌、结肠癌、肝癌 3 种肿瘤细胞有直接杀伤作用，华蟾素作用部位可能为细胞内 DNA，其机制为华蟾素引起细胞内 DNA 无规律断裂导致细胞死亡。

刘莉等[5]应用自动化图像分析技术，对裸鼠人肝癌细胞经局部注射华蟾素治疗的肝癌细胞核 DNA 含量进行定量分析，通过组织切片 Feulgen 染色发现经局部治疗的肝癌细胞核 DNA 含量下降，明显低于对照组，抑瘤生长率为 57.9%。另有学者研究发现，华蟾素对体外培养的 H22 腹水型小鼠肝癌细胞无直接杀伤作用，但能明显抑制其 DNA 和 RNA 的合成，从而抑制肿瘤细胞的增殖。

2. 诱导肿瘤细胞凋亡　华蟾素的抗肿瘤作用与诱导肿瘤细胞凋亡、抑制肿瘤细胞增殖有关。细胞凋亡又称程序性细胞死亡，是由体内外因素激发细胞内多基因、多蛋白调控的死亡程序，细胞凋亡异常在恶性肿瘤的发生、发展中起着重要的作用。细胞凋亡是一个复杂的过程，主要包括 3 条信号通路，即死亡受体信号通路、线粒体信号通路及半胱氨酸天冬氨酸蛋白酶家族（caspase）非依赖的信号通路，多种蛋白或酶包括 Bcl-2 家族及 caspase 家族、原癌基因（*Bcl-2*、*C-myc* 等）及抑癌基因（*p53* 等）均参与了细胞凋亡的启动与实施，而 Bcl-2 家族和 caspase 家族在凋亡调控过程中起到了非常重要的作用[6]。

在肿瘤形成和演化的过程中，癌基因、抑癌基因与细胞凋亡过程有重要的联系，细胞凋亡受到多种基因的调控，许多人体基因如 *p53*、*C-myc*、*Bcl-2*、*bax*、*Fas* 等都参与了凋亡调控。其中 *p53*、*Bcl-2* 和 *C-myc* 具有重要的调节作用。*p53* 为抑癌基因，参与 DNA 损伤引起的细胞周期阻滞和凋亡过程，野生型 *p53* 在多种情况下是阻碍细胞从 G1 期进入 S 期，因而可作为直接的凋亡基因而导致细胞凋亡。突变型 *p53* 失去对细胞增殖的负调控作用，可导致细胞增殖失控发生肿瘤。*C-myc* 是一种控制细胞增殖和分化的原癌基因，它具有诱导细胞增殖和凋亡的双重作用，选择何种作用受其他调控因素的影响。Bcl-2 家族蛋白是编码能抑制或激活凋亡的膜结合蛋白，与细胞凋亡密切相关，主要分布在线粒体外膜、细胞核及内质网上。*Bcl-2* 是肿瘤发生过程中的一种非常重要的促癌基因，它与 *bax* 结合形成异源二聚体，使 *bax* 不能形成同源二聚体，从而阻止 *bax* 启动凋亡程序，抑制细胞凋亡。在肿瘤发生过程中，Bcl-2 蛋白表达率逐渐增加，提示 Bcl-2 蛋白表达增加是肿瘤细胞

凋亡受抑制的重要机制之一。华蟾素及其主要活性成分诱导的肿瘤细胞凋亡
相关研究详见表 2-4-1。

据报道，华蟾素具有体外诱导肝癌、胃癌、白血病、肺癌及宫颈癌等多
种肿瘤细胞凋亡的作用。霍英等[20]研究发现，随着药物浓度的增加，华蟾素
对 HL-60 细胞的生长抑制作用明显增强，具有剂量相关性（图 2-4-1），24h
的 CI 为 1.5μg/ml。华蟾素作用 HL-60 细胞 24h 后，荧光强度减弱的细胞比例
从 10.32% 增加到 45.26%，说明华蟾素对线粒体功能有损伤，影响线粒体膜电

表 2-4-1　华蟾素及其主要活性成分诱导的肿瘤细胞凋亡

药物	肿瘤细胞类型	机制	通路
华蟾素	肝癌细胞 HepG2，Bel-7402	线粒体膜电位破坏，释放细胞色素 C，Bcl-2 相关 X 蛋白（Bax）/Bcl-2 增大，caspase-3、caspase-8、caspase-9、caspase-10 活化，剪切型 DNA 修复酶（PARP）降解，仅含 BH3 结构域的促凋亡的 Bcl-2 家族成员 Bid 形成 tBid[7]	线粒体/Fas 介导的 caspase 依赖性通路[8]
	胃癌细胞 SGC	上调 *Bax* 基因，下调 *Bcl-2* 基因[9]	—
	非霍奇金淋巴瘤细胞 Ramos	活化 caspase-3[10]	—
	肝癌细胞 HepG2	下调拓扑异构酶（Topo）I，Topo II mRNA 表达[11]	—
	白血病细胞 U937	上调 Fas，下调 Bcl-2、Fas-L[12]，caspase-3 的蛋白表达及活性增强	—
	宫颈癌细胞 HeLa	活化 caspase-3[13]	—
华蟾素和多柔比星	肝癌细胞	上调 *Bax*、细胞色素 C 表达，下调 *Bcl-2* 表达，Bid 形成 tBid	Fas/线粒体介导的信号通路[14]
华蟾素和顺铂	骨肉瘤细胞 OS732	Fas 表达上调[15]	—

续表

药物	肿瘤细胞类型	机制	通路
蟾毒灵	骨肉瘤细胞 MG-63	线粒体跨膜电位降低、上调 Apaf-1、剪切型 PARP、剪切型 caspase-3、caspase-7、caspase-9、下调 Bcl2/Bax	线粒体介导的信号通路[16]
	前列腺癌细胞 PC-3	诱导 MiR-181a 的表达来抑制 Bcl-2[17]	—
	视网膜母细胞瘤细胞 HXO-RB44	线粒体膜电位降低、caspase-3、caspase-8、caspase-9 活化，上调细胞色素 C 表达	线粒体介导的信号通路和死亡受体介导的信号通路[18]
华蟾毒精	骨肉瘤细胞 U2OS	上调 Bax、剪切型 PARP 表达，糖原合成酶激酶 -3（GSK-3β）的磷酸化增多，下调 X 连锁凋亡抑制蛋白（XIAP）、凋亡抑制蛋白 -1（cIAP-1）、凋亡抑制基因（survivin、Bcl-2，p65）表达	GSK-3β/NF-κB 通路[19]

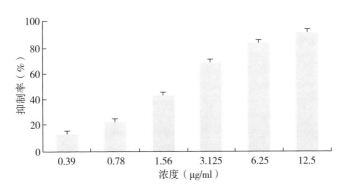

图 2-4-1　华蟾素对 HL-60 细胞生长增殖的影响

位（图 2-4-2），可能通过影响线粒体膜电位而诱导细胞凋亡。线粒体在细胞凋亡过程中起着十分关键的作用，其中线粒体膜电位的破坏可能是细胞凋亡过程中的早期事件，线粒体内膜中的一些蛋白质随着线粒体膜电位的崩塌被释放

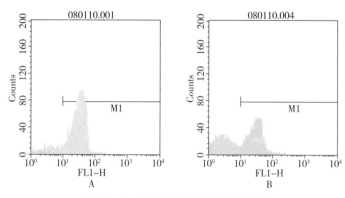

图 2-4-2　华蟾素对线粒体膜电位的影响

A.0μg/ml；B.1.5μg/ml

到细胞质中，从而激活 caspase 级联放大系统。caspase-3 被认为是细胞凋亡中的关键蛋白酶，许多化疗药物最终都激活 caspase-3，从而促进细胞凋亡。

T 细胞淋巴瘤侵袭转移诱导因子 1（Tiam 1）可能通过提高 PAK 和 JNK 通路活性而诱导细胞凋亡，Cao 等[21]发现蟾毒灵具有上调 Tiam 1 mRNA 表达作用，诱导人实体肿瘤 HeLa 细胞凋亡。

目前已知有 2 种经典的细胞凋亡信号通路，即死亡受体介导的外源性信号通路和线粒体参与的内源性信号通路。另外，PI3K/Akt、JNK 通路也参与了华蟾素诱导多种肿瘤细胞的凋亡[22]。

王婷婷等[23]发现，华蟾素能抑制兔晶状体细胞增殖，诱导凋亡，下调 Bcl-2/bax mRNA 的比值。p21 是重要的细胞周期负调节因子，殷文瑾等[24]发现华蟾素可抑制乳腺癌细胞 MDA-MB-231 增殖，上调 p21 mRNA 的表达水平。徐晓武等[25]用 MTT 比色法、TUNEL 检测、蛋白质印迹法（Western blot）等方法证明，华蟾素能够诱导人乳腺癌细胞 MCF-7 细胞的凋亡，并能增加这个过程中的 Bax 蛋白的表达。华蟾素还可以诱导膀胱癌细胞株 BIU87 的凋亡，使其细胞周期阻滞在 G2 /M 期[26]。除此之外，华蟾素还可能通过作用于与细胞凋亡相关的某些因子，来促进肿瘤细胞的凋亡，达到抑制肿瘤发生、发展的目的。韩仲明等[27]报道华蟾素能增加 p53 蛋白表达，降低 C-myc、Bcl-2 蛋白表达，诱导喉癌细胞 Hep-2 凋亡。

Masuda 等[28]应用华蟾素 1μmol/L 处理 HL-60 细胞 15h，检测到细胞生存率下降和 DNA 梯形条带，提示华蟾素处理后，细胞凋亡的信号立即启动。用 100μmol/L 华蟾素预处理 HL60 细胞 6h，增强了顺铂和全反式维甲酸诱导凋亡作用。杨海燕等[29]发现华蟾素在 0.062 5～0.5mg/L 的浓度对 HL-60 具有明显的诱导凋亡作用，其过程中线粒体跨膜电势下降，提示华蟾素的作用可与破坏线粒体的功能有关。

Watabe 等[30]研究认为，华蟾素诱导的细胞凋亡可被核酸内切酶抑制剂所抑制，而不受蛋白质合成抑制剂抑制，C-myc 和 Bcl-2 基因表达随作用时间的延长而下降，证实了华蟾素诱导细胞凋亡是通过改变凋亡相关基因的表达实现的。韩仲明等[31]通过免疫组化技术检测了华蟾素对喉癌 Hep-2 细胞检测 p53、C-myc 及 Bcl-2 基因蛋白表达的影响。研究发现，华蟾素能使抑癌基因 p53 蛋白表达增加，C-myc 和 Bcl-2 表达明显下降，说明华蟾素对肿瘤癌基因蛋白的表达有较强的抑制作用，并具有一定的特异性。

Fas 基因是细胞表面重要的死亡受体之一，也是细胞凋亡重要的信号分子，它属于肿瘤坏死因子受体（tumor necrosis factor receptor，TNFR）/ 神经生长因子受体（nerve growth factor receptor，NGFR）家族的 Ⅰ 型跨膜糖蛋白。FasL 是 Fas 在人体内的天然配体，是属于 TNF 家族的 Ⅱ 型跨膜蛋白，主要表达于激活的 T 细胞、NK 细胞部分肿瘤细胞表面等。Fas 与其配体 FasL 结合活化并传导凋亡信号，是诱导细胞凋亡的重要途径。通过 Fas /FasL 使肿瘤细胞抵抗 Fas 介导的细胞凋亡是肿瘤细胞生长的重要机制之一[32]。研究发现，在肝癌患者的肝癌组织中 Fas 表达下调，而非肝癌组织 Fas 表达上调；Fas 阳性的肝癌患者肝内转移灶少，肿瘤细胞凋亡率高，患者存活时间长。因此，肝癌细胞可能通过下调 Fas 表达来逃避机体免疫监视[33]。

Shin 等[34]发现，HBx 抗原能诱导肝癌细胞表达 FasL，高表达 FasL 的肝癌细胞与激活的 T 细胞共培养，可诱导 T 细胞凋亡、抵抗机体免疫系统、引起肿瘤增殖。所以，Fas 的高表达可促使肿瘤细胞的凋亡，而 FasL 的高表达可诱导 T 细胞凋亡，引起肿瘤增殖。由此可知，华蟾素可以通过调控 Fas / FasL 来影响肿瘤细胞的恶性增殖。

除调节基因表达之外，华蟾素还能通过调节凋亡信号转导途径，包括调节拓扑异构酶Ⅱ、蛋白激酶 C、细胞外调节蛋白激酶（extracelluar regulated protein kinases，ERK）及 Na^+–K^+–ATP 酶的活性等[35, 36]细胞信号传导机制。

研究表明，华蟾素可以很好地抑制肝细胞癌 HepG2 细胞增殖的活性，其作用与诱导肿瘤细胞凋亡有关[37]。如图 2-4-3 所示，华蟾素可以通过线粒体信号通路诱导 HepG2 细胞凋亡：首先，华蟾素通过上调 Bax 蛋白的表

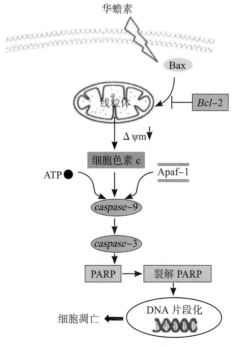

图 2-4-3　华蟾素诱导线粒体介导的凋亡途径

达和下调 Bcl-2 蛋白的表达，使线粒体膜电位下降，释放细胞色素 c 到细胞质；在 ATP 存在的条件下，细胞色素 c 与 APaf-l 形成复合物；形成的复合物可使 caspase-9 酶原活化，然后激活 caspase-3，进而裂解聚 ADP 核糖聚合酶（poly ADP-ribose polymerase，PARP），为裂解 RARP，最终导致 DNA 片段化和细胞凋亡，而 Bcl-2、Bax、caspase-3 及 caspase-9 等凋亡相关基因及蛋白都参与了这一过程。

3. 诱导肿瘤细胞分化 细胞分化异常参与肿瘤的整个发生、发展过程，肿瘤细胞处于低分化状态，不同程度上缺乏成熟形态和完整的功能，分化程度越低，恶性程度越高。Yamada 等[38]发现蟾毒灵在形态上和功能上均能诱导白血病细胞的分化，并与全反式维甲酸有协调作用。韩仲明等[39]的研究表明，华蟾素在低浓度和时间相对较短时（24h 内）对人喉癌 Hep-2 细胞具有诱导分化作用，当作用时间超过 72h 时，则表现为抑制肿瘤细胞生长。

4. 抑制肿瘤血管形成 肿瘤血管生成是肿瘤继续生长和转移的基础，有效抑制肿瘤血管生成在肿瘤治疗中起着重要作用，肿瘤的生长离不开血管的滋养，当肿瘤细胞形成的肿块小于 $2cm^3$ 时，肿瘤细胞可以直接从周围组织中获取营养，但当肿块大于 $2cm^3$ 时，其生长所需营养要依赖肿瘤自身形成的血管提供，抑制肿瘤血管生成就会切断肿瘤营养供给的重要通路。因此，抑制肿瘤血管的生成可达到抗肿瘤的目的。研究表明，华蟾素能破坏或抑制血管生成，从而抑制肿瘤的生长和转移。

Lee 等[40]用原代培养的牛主动脉内皮细胞在溶胶原蛋白三维培养基中生成的毛细血管样网络结构为模型，观察蟾蜍灵对血管生成的影响，发现蟾蜍灵可显著抑制毛细血管生成，FCM 分析可见血管内皮细胞阻滞于 G2/M 期，细胞增殖受到抑制。王南瑶等[41]以鸡胚的尿囊膜为模型，研究华蟾素对新生血管的影响，结果发现：与生理盐水组相比，华蟾素干预组能够明显抑制甚至全部抑制新生血管的生成。刘浩等[42]观察 Lewis 肺癌荷瘤小鼠的肿瘤抑制率、瘤内微血管密度，采用蛋白印迹法检测人脐静脉血管内皮细胞

VEGFR-2（KDR）表达。结果显示：华蟾素能抑制 Lewis 肺癌小鼠肿瘤生长，抑瘤率 12% ～ 31%，华蟾素能减少瘤内血管密度（MVD），与生理盐水组比较有统计学差异（$P < 0.05$），并能抑制肿瘤血管生成。进一步研究发现，其作用机制与华蟾素降低瘤内 VEGF 及血管内皮细胞膜上 VEGFR-2（KDR）蛋白表达、调控与肿瘤血管生成的有关的信号转导有关。上述研究表明：华蟾素可抑制血管生成，其机制可能与影响内皮细胞周期、血管内皮生长因子及表皮生长因子有关。

5. 逆转多药耐药　多药耐药（multi-drug resistance，MDR）是指细胞对某一种药物产生耐药性的同时，对其他结构不同、作用靶点不同的抗肿瘤药物也产生交叉耐药性。随着肿瘤化疗药物的广泛应用，肿瘤的耐药性问题越来越突出，已成为肿瘤有效治疗的主要障碍之一。

在现有条件下，解决方法包括：①将对化疗药物的多药耐药基因转染至肿瘤患者的造血干细胞，使其具有比肿瘤细胞更强的化疗药物耐受力，从而增加临床化疗剂量和时间，同时减轻化疗最主要的不良反应——对骨髓细胞的损害；②寻找能逆转 MDR 以增加现有化疗物敏感性的药物。Efferth 等[43]研究发现，蟾毒灵能明显提高柔红霉素在耐药细胞 CEM/VLB100 和 CEM/E1000 中的蓄积，单独或与柔红霉素联合均能对白血病多药耐药细胞起到抗肿瘤作用。王玲等[44]研究发现华蟾素能增加人乳腺癌 MCF-7/ADM 细胞内多柔比星（ADM）的浓度，降低 MCF-7/ ADM 细胞 P 糖蛋白的表达，并提高其对 ADM 的敏感性。

6. 影响细胞周期　细胞周期调控紊乱导致肿瘤细胞无序增殖。正常的细胞周期能够严格按照 G1 → S → G2 → M → G1（G0）的顺序运转并受到相关基因的严格调控，而肿瘤细胞则由于调控基因的异常，处于失控状态下的无序增殖。多种抗癌治疗都是针对细胞周期的不同阶段起作用来干扰细胞周期、阻断分裂相。华蟾素可通过调控细胞周期蛋白（Cyclin）、细胞周期依赖性激酶（CDK），使肿瘤细胞停滞于细胞周期的不同阶段（主要为 S 期），最终抑制细胞生长，也可通过作用于细胞周期的不同阶段引起细胞周期停滞（主要是 G2/M 期），最终抑制细胞生长。

体外研究发现，华蟾素可阻止乳腺癌细胞株 MDA-MB-231 主要停滞于 S 期[24, 45]。吴万垠等[46]体外 Lewis 肺癌荷瘤小鼠实验发现单用华蟾素细胞周期也是主要阻滞于 S 期。

左小东等[47]研究了华蟾素对体外培养的人肝癌细胞 SMMC-7721 及 BGC-823 细胞的生长影响，通过集落形成实验结果证明华蟾素对这两株细胞有显著的抑制作用，降低这两株细胞的生物活性及增殖能力，并将其细胞周期阻断于 S 期。以上结果显示，华蟾素可抑制胃癌和肝癌细胞的增殖，并具有直接杀伤作用。

7. 调节酶活性　酶是机体内绝大多数生化反应的催化剂，人体细胞内的活动离不开酶的参与，物质的合成与交换、信号的传递等与酶的活性、数量密切相关，酶的活性降低、数量减少均可导致细胞活动异常。

Topo 酶是真核细胞和原核细胞中的基本酶，广泛存在于细胞核内，是一种通过调节核酸空间动态变化从而控制核酸生理功能的关键酶。该酶分为 Topo Ⅰ和 Topo Ⅱ两种类型。Topo Ⅰ广泛存在于原核和真核生物中，能引起 DNA 单链断裂，在 DNA 复制、转录过程中起重要作用。Topo Ⅱ是真核生物生存所必需的泛酶，在 DNA 复制、转录、重组及在形成正确的染色体结构、染色体分离、浓缩中发挥重要作用，Topo 酶参与 DNA 的复制、转录及重组等关键的核内过程，是目前一线抗肿瘤药物的主要作用靶点。

有研究发现，华蟾素可直接破坏 DNA 结构、干扰其合成，达到阻断细胞增殖的目的。陈华等[48]观察华蟾素对 HepG 2 细胞 Topo Ⅰ mRNA 表达的影响时发现，华蟾素可使 Topo Ⅰ mRNA 表达显著下调。这说明华蟾素对肝癌 HepG 2 细胞 Topo Ⅰ有抑制作用。

机体细胞的活动及信号转导离不开酶的参与，酶活性调节紊乱及表达量异常均可影响肿瘤细胞代谢和凋亡信号转导，从而影响细胞凋亡。Kawazoe

等[49]报道蟾毒灵能抑制细胞膜 Na^+/K^+-ATP 酶活性，导致细胞内 Na^+ 浓度变化，诱导肿瘤细胞凋亡。Li 等[50]报道蟾毒灵可诱导肝癌细胞凋亡，其和肝癌细胞的 Na^+/K^+-ATPase $\alpha 3$ 表达水平相关。Kurosawa 等报道蟾毒灵可通过调节 PKC 同工酶活性，诱导肿瘤细胞凋亡和分化。因此，华蟾素可能通过调节 Na^+/K^+-ATP 酶、PKC 同工酶的活性及表达量，诱导肿瘤细胞凋亡。赵明芳等[51]制作了 H22 荷瘤小鼠腹水瘤模型，分别腹腔注射华蟾素、氟尿嘧啶、生理盐水，计算肿瘤抑制率，观察肝癌细胞酶活性的变化。结果：华蟾素组和 5-FU 组的肿瘤抑制率分别是 35.8% 和 40.7%，细胞质膜标志酶——Mg^{2+}-ATP 酶（Mg^{2+}-ATPase）、内质网标志酶——葡萄糖 -6- 磷酸酶（G-6-Pase）反应颗粒变小，数量减少，密度变低，酶活性明显下降。以上研究表明，华蟾素可通过影响细胞质膜内外物质运输、信息传递及内质网蛋白质合成功能下降抑制肿瘤细胞生长。

基质金属蛋白酶（MMPs）是一类蛋白水解酶，能摧毁阻挡肿瘤组织向四周扩散的组织学屏障，从而促进肿瘤细胞向外周侵袭、转移。MMP-2、MMP-9 是 MMP 家族的经典成员，对细胞外基质的降解有重要作用，也可以参与癌基因的激活，共同促进肿瘤的生长、侵袭和转移[52]。有文献报道，华蟾素可使人子宫内膜癌细胞 HHUA 细胞中 MMP-2 的表达下调[53]。华蟾素不仅对 MMPs 的活性有影响，还能影响肿瘤细胞中与代谢相关酶的活性。赵明芳等[51]给小鼠腹腔注射 H22 细胞，造成腹水瘤模型来观察肝癌细胞中葡萄糖 -6- 磷酸酶、Mg^{2+}-ATP 酶的活性，证实了华蟾素可抑制 H22 腹水瘤小鼠肝癌细胞中葡萄糖 -6- 磷酸酶、Mg^{2+}-ATP 酶的活性。另外，华蟾素若与放化疗药物合用，还可以起到减毒增效的目的。刘怀民等[54]用华蟾素联合化疗治疗 70 例中晚期食管癌患者，研究发现，不仅临床疗效得到提高，化疗引起的不良反应降低，且患者的生活质量得到改善；同时，华蟾素还有一定的镇痛作用，这也可缓解放、化疗引起的疼痛以及恶性肿瘤自身带来的疼痛。

（三）免疫调节作用

免疫功能对于正常机体来说十分重要，机体免疫功能缺失降低、削弱机体免疫监视、杀伤和清除能力，这一过程的代价是机体不能识别、清除体内异常细胞，从而使病灶易于生长和转移。研究发现，华蟾素能提高机体免疫能力，使其发挥免疫监视功能，清除异常细胞，发挥抗肿瘤作用。林培英等发现，CTX 能够使小鼠 IgG 含量受到显著抑制，而华蟾素却能解除 CTX 对小鼠免疫功能的抑制，显著增强 IgG 含量。另外，华蟾素能够增加小鼠外周血白细胞含量，增加巨噬细胞的吞噬能力。赵兴梅等[55]报道，12.5g/L（原液浓度）的华蟾素溶液能促进植物血凝素刺激健康献血者的单个核细胞分泌 IL-2，IL-2 主要是由 T 辅助细胞产生的细胞因子，对巨噬细胞、NK 细胞、T 细胞、B 细胞等多种免疫效应细胞有促进其活化作用，并能增强淋巴因子活化的杀伤细胞的活性，具有很强的免疫增强作用，因此，华蟾素具有免疫促进作用。

刘祥胜等[56]用 0.062 5 ～ 0.5mg/L（吲哚生物碱的浓度）的华蟾素处理小鼠脾脏 T 淋巴细胞，后采用 ELISA 检测处理前后 IL-2 变化情况，研究结果显示，IL-2 含量明显上升，华蟾素能够促进 T 淋巴细胞分泌 IL-2，从而增强 T 细胞免疫功能，诱导肿瘤免疫。陆石俊[57]通过中医辨证临床观察证明，华蟾素能够延长晚期肝癌患者的生存期、增强其免疫功能、提高生活质量。通过对华蟾素治疗前后 200 例晚期恶性肿瘤患者的淋巴细胞（T 细胞、NK 细胞、B 细胞）计数、生活质量、并发症感染情况的比较，充分证实了华蟾素能使患者的体液免疫、细胞免疫的能力同时提高，并全面地增强中晚期恶性肿瘤患者的机体免疫功能；能显著下调恶性肿瘤患者的并发症感染概率，在一定程度上控制恶性肿瘤的发生、发展及转移[58]。

IL-2 主要是由 T 辅助细胞产生的细胞因子，具有很强的免疫增强作用，对巨噬细胞、NK 细胞、T 细胞、B 细胞等多种免疫效应细胞都能促进其活化和增强对病原微生物的杀伤能力[56]。LAK 细胞则是一种由淋巴因子活化的杀瘤谱最广、效应最强的杀伤细胞，它只杀伤肿瘤，不杀伤正常细胞。近年已有较多应用 LAK 细胞和 IL-2 治疗恶性肿瘤的报道。由此可见，华蟾素可能是通过增强机体对肿瘤的免疫功能而实现其抗癌作用的。

二、镇痛作用机制

杨新波[59]通过口服华蟾素胶囊与口服西药硫酸吗啡的临床对照试验发现，华蟾素与一般西药相比镇痛作用明显，且起效快，不良反应低。研究认为，癌性疼痛的发生机制主要有以下 3 个方面：①肿瘤引起脊髓的神经化学变化；②肿瘤引起的初级感觉神经元兴奋性异常增加；③肿瘤对外周神经的直接压迫和侵蚀作用。研究发现，华蟾素具有抗癌和镇痛双重效应，近年在临床上备受青睐。从目前已有的研究结果来看，华蟾素的抗癌性疼痛作用并非仅归因于缩小瘤体以减少对组织神经压迫和侵蚀，进而减轻疼痛，可能还有其他途径。

（一）通过抗肿瘤作用间接发挥镇痛作用

首先，华蟾素具有免疫调节和抑制肿瘤细胞增殖作用（抑制肿瘤细胞 DNA 和 RNA 生物合成、诱导肿瘤细胞凋亡和分化、抑制肿瘤血管形成、逆转多药耐药、调节免疫反应等抗肿瘤作用）。其次，肿瘤的发生、发展与"炎症"密切相关，缓解肿瘤癌性疼痛的机制也与免疫细胞抗炎作用有关。再次，华蟾素的抗肿瘤作用可以缩小肿瘤，从而减少对组织神经的压迫，间接达到镇痛效果。

（二）通过外周阿片受体介导发挥镇痛作用

阿片受体在中枢和外周均有分布，而且中枢和外周的阿片受体均能够介导镇痛作用。现有研究表明：华蟾素的镇痛作用主要与外周阿片受体的介导有关。余雪琴[60]发现，华蟾素镇痛作用可以被阿片受体拮抗剂所阻断，推测其可能是通过阿片受体介导来达到镇痛作用。

巩仔鹏等[61,62]发现，纳洛酮能够明显拮抗华蟾素的镇痛作用，使痛阈降低，说明华蟾素镇痛作用可能与阿片受体有一定的关系。王加真等[63]发现，腹腔注射纳洛酮注射液可拮抗华蟾素的镇痛作用，且起效时间和效果与剂量有一定关系；同时对比热板刺激和机械压力刺激结果后提出，华蟾素注射液对 C 类神经纤维作用强于 A 类神经纤维。但是纳洛酮对阿片受体并不具有选择性，既能阻断中枢的阿片受体，也能阻断外周的阿片受体。巩仔鹏等[61]采用选择性外周阿片受体拮抗剂纳洛酮的四价盐的衍生物（naloxone methiodide，NAL-M），结果发现其能够像纳洛酮一样，降低小鼠痛阈，拮抗华蟾素的镇痛效果，以上说明华蟾素可能主要是通过外周阿片受体达到镇痛作用，与中枢阿片受体关系不大。在热辐射和机械痛两种实验中，NAL-M 能够像非选择性阿片受体拮抗剂纳洛酮一样，完全阻断华蟾素升高小鼠后足痛反应阈值作用，这一点充分提示了华蟾素的镇痛作用主要是通过外周的阿片受体所介导的，华蟾素的镇痛作用也许不会产生中枢阿片受体拮抗剂所产生的成瘾、戒断综合征等毒副作用。

此外，有临床研究发现[64]，华蟾素在缓解癌性疼痛时并没有出现阿片受体拮抗药所产生的呼吸抑制、成瘾、戒断综合征等副作用。然而，华蟾素注射液的镇痛作用是通过促进内源性阿片肽的释放而起到镇痛作用还是与促进 IL-2、干扰素 -γ 等物质的分泌与阿片受体结合而起到镇痛作用，除了内源性阿片肽参与之外，是否还有其他的内源性调制物，如 5- 羟色胺、P 物质、甘丙肽、神经生长因子等参与，以及是否对炎症或神经病理性痛的大鼠也有镇痛作用，都有待于进一步研究。

（三）其他可能发挥镇痛作用的机制

华蟾素具有抗癌和镇痛双重效应，华蟾素中吲哚类生物碱可直接作用于中枢神经系统，提高痛阈可达到镇痛效果。

华蟾素也可渗透进入骨病灶，通过抑制肿瘤细胞或破骨细胞活性减轻骨质破坏，从而达到镇痛效果，其镇痛机制可能与其所含某种生物碱提高了机体痛阈有关。

也有学者提出，华蟾素镇痛机制可能与肿瘤引起脊髓的神经化学变化有关，其可缓解由于肿瘤引起的初级感觉神经元兴奋性异常增加，并减少肿瘤对外周神经的直接压迫和侵蚀作用。

（四）中医镇痛机制

中医认为，癌性疼痛的发病机制主要是由于痰瘀互结等致经络壅塞，癌毒内郁日久产生"不通则痛"和"不荣则痛"，病机多属虚实夹杂。李道明等[65]认为，癌性疼痛的基本病机是癌毒内郁、痰瘀互结，致经络壅塞，不通则痛，癌性疼痛日久，正气亦虚，不荣而痛。因此基本治疗法则是解毒祛瘀、化痰通络、扶正补虚，其中解毒镇痛是治疗的关键。对于正虚邪实，挛急疼痛的癌性疼痛状态，虽然针对瘤体实邪，采用解毒散结、化瘀通络的治疗必不可少，但除积并非一朝一夕，当务之急在于补益正气，缓急镇痛或宁神定痛，即通过增强患者的免疫功能，改善精神状态，升高痛阈，来控制癌性疼痛。癌性疼痛多发生在中晚期肿瘤患者中，多属虚实夹杂、正虚邪实，解毒镇痛同时需注意补益正气，以增加患者免疫功能，升高痛阈，改善精神状态。华蟾素取材于蟾蜍皮，通常认为其有解毒镇痛、消肿散结等功效；也有文献记载其能扶正补虚、强心镇痛以治其虚，或可作为华蟾素在缓解癌性疼痛方面有较好临床疗效的理论基础。

三、抗病毒作用机制

华蟾素具有免疫调节功能，可抑制 HBV 复制，预防肝炎慢性化或者转为肝硬化、肝癌等。刘庄等[66]考察了复方华蟾素口服液体外抗乙型肝炎病毒活性作用，结果显示：华蟾素口服液对 HBsAg 和 HBeAg 的半数抑制剂量分别为 0.08g/L 和 0.07g/L（原液浓度），治疗指数分别为 31.3 和 35.7，表明该药有良好的体外抗 HBV 作用。对细胞内 HBV–DNA 的抑制经 Southern 转膜杂交，可分辨出整合型 DNA、环状双链 DNA、线状双链 DNA、超螺旋 DNA 等区带。以上证据表明，该药能有效地抑制细胞内 HBV–DNA 及复制中间体，且呈剂量依赖型，当药物原液浓度为 4g/L 时，细胞内 HBV–DNA 几乎达到完全抑制。匡云山等[67]将 37 例慢性乙型肝炎患者分为两组，治疗组 23 例将华蟾素注射液 20ml 溶于 10% 葡萄糖液 500ml 中缓慢静脉滴注，每日 1 次，对照组 14 例将 750mg 阿昔洛韦溶于复方氯化钠液 500ml 中缓慢静脉滴注，疗程均为 30 天。结果显示：治疗后两组患者的临床症状、体征和肝功能均显著改善，治疗组与对照组的 HBeAg 阴转率分别为 43% 和 43%，HBV-DNA 的阴转率分别为 39% 和 36%。樊万虎等[68]以强力宁注射液加入 250ml 10% 葡萄糖溶液中，每日 1 次静脉滴注治疗的 30 例活动性乙型肝炎患者为对照组，治疗组 30 例在此基础上加用华蟾素注射液 5g 加入 250ml 10% 葡萄糖溶液中静脉滴注，每日 1 次。结果显示，治疗组的临床症状、体征、肝功能及病毒复制相关指标的复常率及复常时间均优于对照组（$P < 0.05$）。

参考文献

[1] 陈华，孙宇，崔晓楠. 华蟾素注射液对人肝癌 HepG2 细胞 DNA 拓扑异构酶 I 的影响 [J]. 中国癌症杂志，2010，20（3）：197.

[2] 薛艳红. 注射用华蟾素工艺、质量研究及药效学研究 [D]. 长春：吉林大学，2007.

[3] 龙德，赵永心，卢慕舜，等. 华蟾素治疗中晚期原发性肝癌 HBV-DNA 高表达患者的近期疗效 [J]. 广州中医药大学学报，2014，31（1）：35.

[4] 张振玉，张昆和，王崇文，等. 华蟾素对三种消化系肿瘤细胞杀伤机制研究 [J]. 中药药理与临床，1999，15（5）：28-29.

[5] 刘莉，蒋亚生，张士华，等. 抗癌中药制剂局部注射对裸鼠人肝癌细胞核 DNA 含量的影响 [J]. 中国肿瘤临床，1993，20（2）：140-142.

[6] Garcia-Saez AJ, Fuertes G, Suckale J, et al. Permeabilization of the outer mitochondrial membrane by Bcl-2 proteins [J]. Adv Exp Med Biol, 2010, 677: 91-105.

[7] Chipuk JE, Green DR. How do BCL-2 proteins induce mitochondrial outer

menbrane permeabilization? [J].Trends Cell Biol, 2008, 18（4）: 157-164.

［8］Qi F, Li A, Inagaki Y, et al. Induction of apoptosis by cinobufacini preparation through mitochondria- and Fas mediated caspase-dependent pathways in human hepatocellular carcinoma cells［J］. Food Chem Toxicol, 2012, 50（2）: 295-302.

［9］邵淑丽, 刘盛楠, 张蕾, 等. 华蟾素诱导人胃癌 SGC7901 细胞凋亡［J］. 基因组学与应用生物学, 2015, 34（9）: 1826-1832.

［10］Efuet ET, Ding XP, Cartwright C, et al. Huachansu mediates cell death in non-Hodgkin's lymphoma by induction of caspase-3 and inhibition of MAP kinase［J］. Int J Oncol, 2015, 47（2）: 592-560.

［11］高山, 田莉莉, 陈华, 等. 华蟾素注射液对人肝癌 HepG2 细胞增殖及拓扑异构酶表达的影响［J］. 中国实验方剂学杂志, 2013, 19（11）: 250-255.

［12］张莉, 李军民, 钱樱, 等. 华蟾素诱导 U937 细胞凋亡及其作用机制［J］. 肿瘤, 2007, 27（5）: 341-344.

［13］赵昕, 姜义, 赵颖, 等. 华蟾素通过激活 caspase3 诱导 HeLa 细胞凋亡［J］. 中国实验诊断学, 2018, 22（2）: 330-333.

［14］Xia J, Inagaki Y, Gao J, et al. Combination of cinobufacini and doxorubicin increases apoptosis of hepatocellular carcinoma cells through the Fas-and mitochondria-mediated pathways［J］. Am J Chin Med, 2017, 45（7）: 1537-1556.

［15］Huang T, Gong WH, Li XC, et al. Efficient killing effect of osteosarcoma cells by cinobufacini and cisplatin in combination［J］. Asian Pac J Cancer Prev, 2012, 13（6）: 2847-2851.

［16］Wang D, Bi Z. Bufalin inhibited the growth of human osteosarcoma MG-63 cells via down-regulation of Bcl-2 /Bax and triggering of the mitochondrial pathway［J］. Tumour Biol，2014，35（5）: 4885-4890.

［17］Zhai X，Fang F，Liu Q，et al. Mi R -181 a contributes to bufalin-induced apoptosis in PC-3 prostate cancer cells［J］. BMC Complement Altern Med，2013，13（1）: 1-6.

［18］Meng Q，Yan Z，An LX，et al. Inhibitory effect of bufalin on retinoblastoma cells（ HXO- R B44 ）via the independent mitochondrial and death receptor pathway［J］. Am J Transl Res，2016，8（11）: 4968-4974.

［19］Yin JQ，Wen L，Wu LC，et al. The glycogen synthase kinase-3 β /nuclear factor-kappa B pathway is involved in cinobufagin-induced apoptosis in cultured osteosarcoma cells［J］. Toxicol Lett，2013，218（2）: 129-136.

［20］霍英，徐立华，孙德军. 华蟾素诱导 HL-60 细胞凋亡及机制研究［J］. 中国药师，2008，11（10）: 1158-1160.

［21］Cao H，Shibayama-Imazu T，Masuda Y，et al. Involvement of Tiam1 in apoptosis induced by bufalin in HeLa cells［J］.Anticancer Res，2007，27（1A）: 245-249.

［22］Tian X，Luo Y，Liu YP，et al. Down regulation of Bcl-2 and surviving expression and release of Smac/Diablo involved in bufalin-induced HL-60 cell apoptosis［J］.Zhonghua Xue Ye Xue Za Zhi，2006，27（1）: 21-24.

［23］王婷婷，徐国兴. 华蟾素对晶状体上皮细胞增殖及 Bcl-2 mRNA、baxmRNA 表达影响［J］. 中国中西医结合杂志，2009，29（10）: 915-917.

［24］殷文瑾，柳光宇，狄根红，等. 华蟾素对人乳腺癌细胞株 MDA-MB-231 生物学特性的影响［J］.肿瘤，2009，29（7）: 641-644.

［25］徐晓武，杨小敏，金洲祥，等. 华蟾素诱导人乳腺癌细胞株 MCF-7 细胞凋亡与 Bax /Bcl-2 的关系［J］. 中国中西医结合外科杂志，2012，

18（6）：580.

［26］苏劲，许志坚，叶木石．华蟾素诱导膀胱癌细胞凋亡的实验研究［J］．细胞与分子免疫学杂志，2009，25（4）：351.

［27］韩仲明，苏红星，黄晋生，等．华蟾素对喉癌细胞生长及癌基因表达的影响［J］．中国中西医结合杂志，2001，21：126-127.

［28］Masuda Y, Kawazoe N, Nakajo S, et al. Bufalin induces apoptosis and influences the expression of apoptosis-related genes in human leukemia cells［J］. Leuk Res, 1995, 19（8）：549-556.

［29］杨海燕，朱宁希，洪用伟，等．华蟾素诱导白血病细胞株 HL-60 凋亡的实验研究［J］．福建中医药，2002，33（1）：43-44.

［30］Watabe M, Kawazoe N, Masuda Y, et al. Bcl-2 protein inhibits bufalin-induced apoptosis through inhibition of mitogen-activated protein kinase activation in human leukemia U937 cells［J］.Cancer Res, 1997, 57（15）：3097-3100.

［31］韩仲明，苏红星，黄晋生，等．华蟾素对喉癌细胞凋亡的基础研究［J］．中国中西医结合耳鼻喉科杂志，2000，8（3）：111-114.

［32］Hossini AM, Eberle J. Apoptosis induction by Bcl-2 proteins independent of the BH3 domain［J］. Biochem Pharmacol, 2008, 76（11）：1612-1619.

［33］Brown JM, Wouters BG. Apoptosis, p53, and tumor cell sensitivity to anticancer agents［J］.Cancer Res, 1999, 59（7）：1391-1399.

［34］Shin EC, Shin JS, Park JH, et al. Expression of Fas Ligand in human hepatoma cell lines: role of hepatitis-B virus X（HBX）in induction of Fas ligand［J］. Int J Cancer, 1999, 82（4）：587-591.

［35］Lessene G, Czabotar PE, Colman PM. BCL-2 family antagonists for cancer therapy［J］. Nat Rev Drug Discov, 2008, 7（12）：989-1000.

［36］Numazawa S, Inoue N, Nakura H, et al. A cardiotonic steroid bufalin induced differentiation of THP-1 cells: Involvement of N^{a+}, K$^+$ -ATPase inhibition in the early changes in proto-oncogene expression [J]. Biochem Pharmacol, 1996, 52（2）: 321-329.

[37] Qi F, Li A, Zhao L, et al. Cinobufaeini, an aqueous extract from *Bufo bufo gargarizans* Cantor, induces apoptosis through a mitochondria-mediated pathway in human hepatocellular careinoma cells [J]. J Ethnopharmacol, 2010, 128（3）: 654-661.

[38] Yamada K, Hino K, Tomoyasu S, et al. Enhancement by bufalin of retinoic acid-induced differentiation of acute promyelocytic leukemia cells in primary culture [J]. Leuk Res, 1998, 22（7）: 589-595.

[39] 韩仲明, 苏红星, 张敏燕, 等. 华蟾素对喉癌细胞株的诱导分化研究 [J]. 中国中西医结合耳鼻咽喉科杂志, 2004, 12（5）: 241-243.

[40] Lee DY, Yasuda M, Yamamoto T, et al. Bufalin inhibits endothelial cell proliferation and angiogenesis in vitro [J]. Life Sci, 1997, 60（2）: 127-134.

[41] 王南瑶, 李苏宜, 赵伟. 等. 华蟾素联合三氧化二砷抑制鸡胚尿囊膜血管生成的实验研究[J]. 临床肿瘤学杂志, 2006, 11（7）: 494-496.

[42] 刘浩, 林洪生, 花宝金, 等. 华蟾素调控 VEGF /VEGFR-2 信号传导抑制肿瘤血管生成的研究 [J]. 中华中医药学刊, 2008, 26（11）: 2489-2491.

[43] Efferth T, Davey M, Olbrich A, et al. Activity of drugs from traditional Chinese medicine toward sensitive and MDR1 or MRP1 over expression multidrug-resistant human CCRF-CEM leukemia cells [J].Blood Cells Moleculesand Diseases, 2002, 28（2）: 160-168.

[44] 王玲, 刘世坤, 周于禄, 等. 华蟾素对人乳腺癌细胞阿霉素多药耐药性的逆转作用 [J]. 中国药理学通报, 2007, 23（5）: 677-680.

[45] 王玲, 刘世坤, 周于禄. 华蟾素对人乳腺癌细胞阿霉素耐药性的逆转

作用 [J]. 中国药理学通报, 2007, 23（5）: 677-680.

[46] 吴万垠, 柴小姝, 刘伟胜, 等. 华蟾素联合长春瑞滨对小鼠 Lewis 肺癌细胞周期的影响 [J]. 中国癌症杂志, 2004, 14（4）: 363-365.

[47] 左小东, 崔永安, 秦叔奎, 等. 华蟾素对肿瘤细胞周期及 Bcl-2 蛋白表达的影响. 现代中西医结合杂志, 2003, 12（6）: 567-568.

[48] 陈华, 孙宇, 崔晓楠. 华蟾素注射液对人肝癌 HEPG-2 细胞 DNA 拓扑异构酶 I 的影响 [J]. 中国癌症杂志, 2010, 20（3）: 197-201.

[49] Kawazoe N, Aiuchi T, Masuda Y, et al. Induction of apoptosis by bufalin in human tumor cells is associated with a change of intracellular concentration of Na$^+$ ions [J]. J Biochem, 1999, 126（2）: 278-286.

[50] Li H, Wang P, Gao Y, et al. Na$^+$/K$^+$-ATPase α 3 mediates sensitivity of hepatocellular carcinoma cells to bufalin [J]. Oncol Rep, 2011, 25（3）: 825-830.

[51] 赵明芳, 王哲, 魏龙春, 等. 华蟾素对 H22 荷瘤小鼠肝癌细胞 Mg^{2+}-ATP 酶、葡萄糖 -6- 磷酸酶活性的影响 [J]. 山东医药, 2007, 47（4）: 25-26.

[52] Yu W, Chen L, Yang YQ, et al. Cytochrome P450 ω -hydroxylase promotes angiogenesis and metastasis by upregulation of VEGF and MMP-9 in non-small cell lung cancer [J]. Cancer Chemother Pharmacol, 2011, 68（3）: 619-626.

[53] 王绍光. 华蟾素与子宫内膜癌 HHUA 细胞 MMP-2 和 TIMP-2 表达关系的研究 [J]. 妇产与遗传, 2012, 2: 29.

[54] 刘怀民, 郑玉玲, 刘晓莉, 等. 华蟾素联合化疗治疗中晚期食管癌 [J]. 中国实验方剂学杂志, 2011, 17（5）: 235.

[55] 赵兴梅, 陈晓明, 杨祖贻, 等. 华蟾素注射液对人 IL-2 水平及 LAK 细胞活性的影响 [J]. 中药药理与临床, 1991, 15（6）: 33-35.

［56］刘祥胜，刘开俊，杨业金．华蟾素对 HeLa 细胞生长和小鼠脾淋巴细胞分泌 IL-2 的影响［J］．免疫学杂志，2005，21（z1）：132-135.

［57］陆石俊．中医辨证施治联合华蟾素注射液治疗晚期肝癌 30 例［J］．河南中医，2014，34（12）：2348.

［58］何玮．中药华蟾素对晚期恶性肿瘤患者免疫功能的影响［J］．中医临床研究，2014，6（29）：19.

［59］杨新波．华蟾素胶囊治疗癌性疼痛的临床疗效观察［J］．中国医药导刊，2014，16（3）：478-479.

［60］余雪琴．局部给予华蟾素对 H22 足部荷瘤小鼠癌性疼痛行为的影响及其外周机制研究［D］．宜昌：三峡大学，2012.

［61］巩仔鹏，陈涛．华蟾素注射液基于阿片受体的镇痛机制研究［J］．中国实验方剂学杂志，2010，16（15）：120-122.

［62］巩仔鹏，陈涛，邓李蓉，等．华蟾素注射液对 H22 荷瘤小鼠体内 β-内啡肽的影响［J］．中国实验药剂学杂志，2010，16（9）：180-181.

［63］王加真，闫家阁，张军，等．华蟾素注射液的镇痛作用及其机制研究［J］．临沂医专学报，2000，22（2）：81-84.

［64］巩仔鹏，陈涛，邓李蓉，等．华蟾素治疗癌性疼痛的临床应用研究进展［J］．现代药物与临床，2010，25（4）：268-271.

［65］李道明，黄明贵．癌性疼痛的机理探讨［J］．湖北中医杂志，2000，22（12）：7-9.

［66］刘庄，傅希贤，张乃临，等．复方华蟾素口服液抗乙型肝炎病毒体外实验研究［J］．中国中西医结合杂志，1996，16（12）：738-740.

［67］匡云山，杨余龙，吕萍，等．华蟾素与阿昔洛韦治疗慢性乙型肝炎的比较［J］．新药与临床，1997，16（6）：369-373.

［68］樊万虎，狄鹏超，张树林，等．华蟾素联合强力宁治疗慢性活动性乙型肝炎［J］．中国医院药学杂志，1997，17（7）：326-329.

第五节　华蟾素类药物的药动学、药效学研究

一、华蟾素类药物药动学研究

蟾蜍类强心成分如蟾蜍它灵、去乙基蟾蜍它灵口服容易吸收，作用的出现与消失都较洋地黄快，蓄积性很少，猫经口给予与静脉注射的致死量之比为4:1。蟾蜍特尼定在体内的解毒相当快，蟾蜍灵的作用（引起房室阻断）比洋地黄毒苷消失得快，蟾蜍苷元则更快。

靳荣[1]研究了华蟾素注射液在大鼠体内的药动学特征。采用高效液相色谱法（high performance liquid chromatography，HPLC），测定了注射液中华蟾酥毒基和酯蟾毒配基在大鼠血浆中的浓度。通过动物实验检测得到大鼠体内血药浓度的动态变化。结果表明：两主药成分之间、与内标物之间、与血浆中杂质之间的峰分离度良好，相互无干扰。血浆中华蟾酥毒基的萃取回收率为82.3%，酯蟾毒配基的萃取回收率为80.2%；血浆中华蟾酥毒基的空白加样回收率为99.5%，酯蟾毒配基的空白加样回收率为102.6%。大鼠经尾静脉注射高、中、低3种不同浓度的华蟾素注射液，断尾后在不同时间点取血。经DAS 2.1.1版药动学软件分析，华蟾酥毒基和酯蟾毒配基的分布相半衰期 $t_{1/2\alpha}$ 均数分别为5.4min和28.7min，均较短，同时血药浓度迅速下降，说明两者能较快地分布到各组织受体中。华蟾酥毒基和酯蟾毒配基的中心室分布容积（V1）均数分别为1.0725L/kg和1.9710L/kg，均较大，说明两者具有广泛的血管外分布特性及结合于血浆和组织蛋白的特性，且两者的V1有随浓度增加而增大的趋势，说明药物在组织等处的受体较多，可能随浓度

增大而在组织中蓄积。华蟾酥毒基高、中两组浓度的清除率（clearance rate，CL）存在统计学差别，酯蟾毒配基低中浓度组、低高浓度组 CL 之间存在统计学差别，有可能是肝肾对其清除作用未达到饱和所致；而酯蟾毒配基中高浓度组 CL 之间则无统计学差别，可能是由于肝肾对其清除作用已达到饱和，提示在临床使用药物时，应监控患者的血药浓度及肝肾功能，避免血药浓度过高刺激作用过强。

刘冬等[2]建立了犬血浆中蟾酥提取物中 3 种蟾蜍甾烯类化合物蟾毒灵、华蟾酥毒基及酯蟾毒配基的 SPE-HPLC 分析方法，并用于其在犬体内的药动学研究。比格犬按 0.18mg/kg 由股静脉注射蟾酥提取物后分别于 2、5、10、15、20、30、45、60、90min 股静脉取血，采用乙腈沉淀蛋白与固相微萃取相结合的方法进行血浆样品预处理，以 HPLC 方法测定犬血浆中蟾毒灵（BL）、华蟾酥毒基（CBG）及酯蟾毒配基（RBG）的浓度，以 Kinetica 软件拟合药动学参数。具体结果见表 2-5-1 和图 2-5-1。

表 2-5-1　BL、CBG、RBG 犬体内的药动学参数（$\bar{x} \pm s$，$n = 6$）

主要参数（单位）	数据		
	BL	CBG	RBG
C_{max}（mg·L^{-1}）	0.721 1±0.04	0.968 1±0.03	0.785 8±0.02
T_{max}（min）	2	2	2
$T_{1/2}$（min）	28.77±3.47	17.50±0.56	14.86±0.44
AUC$_{0-90}$（mg·L^{-1}·min）	8.79±0.80	12.30±0.67	9.66±0.21
AUMC$_{0-90}$（mg·L^{-1}·min^2）	136.55±20.03	213.98±18.38	147.70±4.55
MRT$_{0-90}$（min）	20.17±1.49	19.332±0.56	16.50±0.36

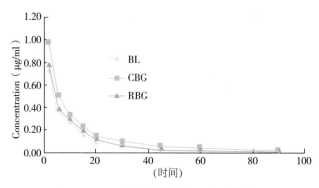

图2-5-1　BL、CBG、RBG犬血浆中的浓度－时间曲线（0.18mg/kg，$n=6$）

二、华蟾素类药物药效学研究

（一）注射用华蟾素的药效学研究

薛艳红[3]进行了注射用华蟾素的药效学研究，考查了其对动物移植性肿瘤的抑制作用，采用荷瘤小鼠抑瘤率检测华蟾素对小鼠肝癌H22和小鼠肉瘤S180、小鼠肺癌Lewis的抗肿瘤作用，结果表明：华蟾素对小鼠移植性肿瘤肝癌H22、小鼠肉瘤S180和小鼠肺癌Lewis的生长均具有一定的抑制作用用噻唑蓝还原法（MTT法）检测华蟾素对体外培养的人胃癌细胞SGC-7901、人肝癌SMMC-7721细胞及宫颈癌细胞HeLa的抗肿瘤作用，发现注射用华蟾素对SGC-7901、SMMC-7721和HeLa 3种肿瘤细胞增殖均具有明显抑制作用，不同浓度华蟾素细胞增殖呈现出不同程度的抑制作用，随作用时间的延长抑制作用逐渐增强，细胞形态变圆，贴壁细胞大量悬浮，并呈现时间剂量信赖性关系[3]。

1. 注射用华蟾素对动物移植性肿瘤的抑制作用

（1）小鼠肝癌（H22）因其接种成活率高、重现性好而成为抗肿瘤药物筛选实验中常用的动物移植性肿瘤模型。由实验结果可知，对照组小鼠皮下肿瘤生长良好，平均瘤重＞1g，各试验组的瘤重与对照组比较，高剂量给药组明显小于对照组瘤重，差异有统计学意义（$P < 0.05$）。表明华蟾素在动物体内具有抑制 H22 肿瘤细胞生长繁殖的作用，不呈剂量信赖性关系。

（2）由 S180 抑瘤实验结果可知，对照组小鼠皮下肿瘤生长良好，平均瘤重＞1g，各试验组的瘤重与对照组比较，3 个不同浓度组小鼠肿瘤体积均低于对照组，且动物体重继续增长。高剂量组与对照组相比差异有统计学意义（$P < 0.05$），表明华蟾素对 S180 瘤株生长繁殖有明显抑制作用。

（3）Lewis 肺癌是 C57BL/6 小鼠的原发性肺癌，是肺癌实验研究中最常用的动物模型。由 Lewis 肺癌抑瘤实验结果可知，对照组小鼠皮下肿瘤生长良好，平均瘤重＞1g，各给药组的瘤重均小于对照组，表明华蟾素对 Lewis 肺癌生长繁殖有明显抑制作用[3]。

2. 注射用华蟾素对体外培养人肿瘤细胞株生长的抑制作用

（1）注射用华蟾素对 SGC-7901 的量效和时效关系：注射用华蟾素对 SGC-7901 的量效和时效关系如图 2-5-2，可见华蟾素对 SGC-7901 细胞生长有抑制作用，且随着药物浓度的增加，作用时间延长，细胞增殖速度减慢，提示华蟾素的细胞增殖抑制作用与药物的浓度和作用时间存在正相关性。

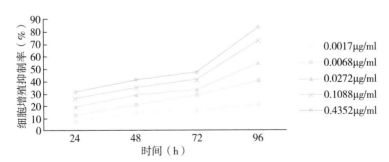

图 2-5-2　注射用华蟾素在不同浓度及不同作用时间条件下对 SGC-7901
细胞增殖作用曲线图

（2）注射用华蟾素对 SMMC-7721 量效和时效关系：华蟾素对 SMMC-7721 细胞增殖的影响，见图 2-5-3：①作用浓度的影响，不同浓度的华蟾素对 SMMC-7721 的增殖均有抑制作用。相同作用时间下抑制率随华蟾素浓度的增加而增高。②作用时间的影响，同一浓度下抑制率大体上随作用时间延长而增高，仅有个别组有随时间延长而降低。SMMC-7721 细胞系 24h、48h、72h、96h 的生长抑制率之间差异有统计学意义（图 2-5-3）。

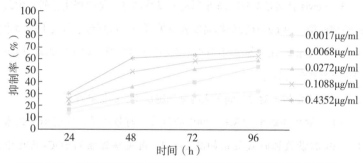

图 2-5-3　华蟾素注射液在不同浓度及不同作用时间条件下对 SMMC-7721 细胞增殖作用曲线图

（3）注射用华蟾素和华蟾素注射液对 HeLa 细胞的量效和时效关系：HeLa 细胞在 24h、48h、72h、96h 的抑制率依次增大，且与对照组差异有统计学意义（$P < 0.01$）。在同一处理时间条件下，抑制率随剂量的增加而增大。由此可见，注射用华蟾素对 HeLa 细胞增殖具有明显的抑制作用，细胞的数量减少，变形的程度增大，且在一定程度上细胞增殖抑制作用与药物的浓度和作用时间存在正相关性（图 2-5-4）。

（二）华蟾素乳剂的药效学研究

董岩[4]考察了华蟾素乳剂的药效学，结果显示：①华蟾素静脉注射乳剂具有明显的抗肿瘤作用，模型组瘤重达到 1g 以上，连续尾静脉注射给药 7 天，当华蟾素静脉注射乳剂量 ≥ 20μg/kg 时，对小鼠 H22 肉瘤瘤质量抑制率达到 26% 以上，且具有一定的剂量依赖性；②华蟾素静脉注射乳剂能够

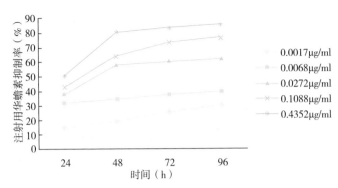

图 2-5-4　注射用华蟾素在不同浓度及不同作用时间条件下对 HeLa 细胞增殖作用曲线图

显著改善碳粒廓清实验中小鼠单核巨噬细胞的吞噬功能，能明显提高环磷酰胺所致免疫低下小鼠的廓清指数（K）和校正廓清指数，改善环磷酰胺对小鼠巨噬细胞吞噬功能的抑制状态；③延长小鼠对热刺激的痛觉反应时间，能明显延长醋酸所致扭体小鼠的扭体潜伏期，且可以减少 20min 内小鼠的扭体次数。

梁鑫等[5]研究了华蟾素乳剂对小鼠 Lewis 肺癌的药效学，运用 Lewis 肺癌小鼠模型，观察华蟾素乳剂对小鼠 Lewis 肺癌的疗效、免疫功能的影响。结果显示：华蟾素乳剂治疗小鼠 Lewis 肺癌能抑制肿瘤的生长，抑瘤率高达 32.7%，稳定病灶，提高荷瘤小鼠的生存质量，明显提高校正廓清指数（α）（$P < 0.01$）及溶血素水平（$P < 0.05$），改善免疫功能。以上说明，华蟾素乳剂对小鼠 Lewis 肺癌有明显疗效，其作用机制与其本身对 Lewis 肺癌实体瘤有抑制作用和提高荷瘤小鼠免疫功能有关。

（三）华蟾素对 TGF-β1 诱导人结肠癌细胞上皮 - 间质转化的作用

沈国强等[6]研究了华蟾素在体外对肿瘤坏死因子 -β1（TGF-β1）诱导的人结肠癌细胞上皮 - 间质转化（epithelial-mesenchymal transition，EMT）的作用，将体外培养的人结肠癌细胞株（SW480）分为：①正常对照组；

②TGF-β1（10ng/ml）单独处理组；③TGF-β1（10ng/ml）+华蟾素（2.5、5、10、20、40、80mg/ml）共同处理组，并在体外培养48h。CCK8检测细胞增殖抑制情况，利用倒置相差显微镜观察各处理组细胞形态学变化，Transwell小室检测细胞侵袭与迁移能力，实时荧光定量PCR（QRT-PCR）和免疫印迹（Western blot）分别检测上皮钙黏素、波形蛋白（Vimentin）在mRNA及蛋白水平表达的变化。与TGF-β1（10ng/ml）单独处理组比较，TGF-β1（10ng/ml）+华蟾素（10、20、40、80 mg/ml）共同处理组对SW480具有显著的增殖抑制作用（$P < 0.05$）。

TGF-β1（10ng/ml）+华蟾素（2.5mg/ml、5mg/ml）共同处理组与TGF-β1单独处理组相比，侵袭和迁移能力均明显减弱（$P < 0.05$，图2-5-5）。

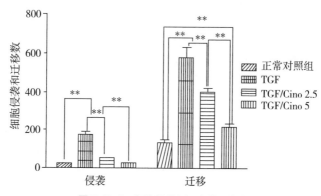

图2-5-5　细胞侵袭和迁移结果统计

TGF：TGF-β1单独处理组；TGF/Cino 2.5：TGF-β1+华蟾素（2.5mg/ml）组；TGF/Cino5：TGF-β1+华蟾素（5mg/ml）组

** $P < 0.01$

QRT-PCR和免疫印迹结果显示，TGF-β1单独处理组与正常对照组比较，波形蛋白表达水平明显增强，上皮钙黏素表达显著减弱。TGF-β1（10ng/ml）+华蟾素（2.5mg/ml、5mg/ml）共同处理组与TGF-β1单独处理组、对照组相比，波形蛋白表达水平显著降低，上皮钙黏素表达显著增强

（图 2-5-6）。华蟾素可抑制 TGF-β1 诱导的人结肠癌细胞 SW480 的增殖，其机制可能与促进上皮钙黏素表达增强，同时使波形蛋白表达减弱，从而抑制 TGF-β1 诱导的 EMT 过程有关。

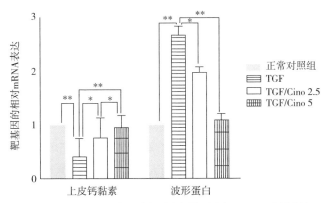

图 2-5-6　不同干预组上皮钙黏素与波形蛋白 mRNA 水平表达

TGF：TGF-β1 单独处理组；TGF/Cino 2.5：TGF-β1+ 华蟾素（2.5mg/ml）组；TGF/Cino 5：TGF-β1+ 华蟾素（5mg/ml）组

*$P < 0.05$，** $P < 0.01$

此外，王玲等[7]有关华蟾素对人乳腺癌 MCF-7 细胞生长影响的实验研究发现，华蟾素可明显抑制乳腺癌 MCF-7 细胞生长。Masuda 等[8]应用华蟾素 1μmol/L 处理肝癌 HL-60 细胞 15h，发现华蟾素可明显诱导细胞凋亡。Jing 等[9]认为，华蟾素对细胞周期的影响类似拓扑异构酶抑制剂的作用。赵兴梅等[10]报道，华蟾素可增加小鼠血清 IL-2 水平，并能提高小鼠腹腔巨噬细胞指数，表明华蟾素对细胞免疫、体液免疫及非特异性免疫均有促进作用。

参考文献

[1] 靳荣. 得力生注射液中华蟾酥毒基和酯蟾毒配基在大鼠体内的药代动力

学研究［D］.泸州：泸州医学院，2009.

［2］刘冬，何秀峰，杜守颖，等.蟾酥提取物中 3 种蟾蜍甾烯类成分比格犬体内药代动力学［J］.中国实验方剂学杂志，2013，19（17）：188-192.

［3］薛艳红.注射用华蟾素工艺、质量研究及药效学研究［D］.长春：吉林大学，2007.

［4］董岩.华蟾素静脉注射乳剂的研究［D］.沈阳：沈阳药科大学，2008.

［5］梁鑫，张杰.华蟾素乳剂对小鼠 Lewis 肺癌的药效学研究［J］.中国医药导报，2011，8（10）：22-24.

［6］沈国强，林炜栋，陈向芳，华蟾素对 TGF-β1 诱导人结肠癌细胞上皮-间质化的实验研究［J］.重庆医学，2017，46（17）：2316-2319.

［7］王玲，刘世坤，周于禄.华蟾素对人乳腺癌细胞阿霉素耐药性的逆转作用［J］.中国药理学通报，2007，23（5）：677-680.

［8］Masuda Y，Kawazoe N，Nakajo S，et al. Bufalin induces apoptosis and influences the expression of apoptosis related genes in human leukemia cells［J］. Leuk Res，1995，19（8）：549-556.

［9］Jing Y，Ohizumi H，Kawazoe N，et al. Selective inhibitory effect of bufalin on growth of human tumor cells in vitro：association with the induction of apoptosis in leukemia HL-60 cells［J］. Jpn J Cancer Res，1994，85（6）：645-651.

［10］赵兴梅，陈明，杨祖贻，等. 华蟾素对人 IL-2 水平及 LAK 活性影响［J］. 中药药理与临床，1999，15（6）：33-35.

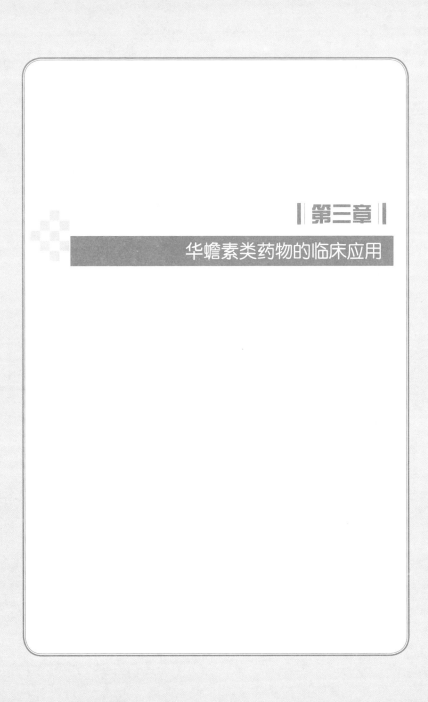

||第三章||

华蟾素类药物的临床应用

第一节　华蟾素类药物临床应用概述及文献计量学

蟾蜍作为药物治疗疾病由来已久，干蟾皮是我国传统药材中华大蟾蜍的干燥表皮，性凉、味辛、微毒。入心、肺、脾、大肠经，可清热解毒、利水消胀、化瘀溃坚、镇痛、开窍醒神、抗肿瘤等。《本草正》曰"消癖气积聚，破坚癥肿胀"；《医林纂要》云"能散，能行，能渗，能软，而锐于攻毒"；《日华子本草》谓"破癥结，治疳气……恶疮"。《本草纲目》记载："蟾蜍其皮，主治恶疮、破癥结、肿毒、肠头挺出和一切恶肿等。"《中药大辞典》中记载："蟾皮能清热解毒、消肿镇痛，软坚散结。"

蟾皮及其制品在我国临床中应用较广泛，尤其对原发性肝癌、肺癌、食管癌、胃癌具有较好的疗效，既可单用，亦可与化、放疗联用，起到增效、减毒的作用。目前国内已上市几种华蟾素类药物，如华蟾素片、华蟾素胶囊、华蟾素口服液、华蟾素注射液、华蟾素滴丸等。华蟾素类药物在临床主要应用于抗癌、镇痛及抗病毒治疗，关于几种华蟾素类药物应用于肝癌、肺癌、胃癌、结直肠癌、癌性疼痛、病毒性肝炎等内容，后续章节分门别类进行介绍。本节主要归纳整理华蟾素应用于癌症的文献计量学分析。

分析华蟾素类药物应用于癌症的文献计量学，总体趋势来看，自 1998 年始，逐年增加，具体结果详见图 3-1-1。

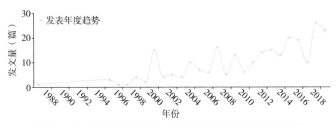

图 3-1-1　华蟾素类药物应用于癌症文献研究总体趋势分布

第二节 华蟾素类药物在肝癌治疗中的应用

原发性肝癌是世界范围内高发的恶性肿瘤之一，肿瘤生长迅速、浸润力强、易复发和转移，其死亡率排名第三，每年有约50万新发患者，其中50%发生在中国。目前肝癌的治疗手段主要包括手术切除、肝移植、消融治疗、介入栓塞、放射治疗、抗血管生成治疗、免疫治疗、化学疗法（化疗）和中医药治疗。

近年来，中医中药治疗中晚期肝癌有较大发展，且凸显独特优势。华蟾素类药物、三氧化二砷、康艾注射液、艾迪注射液、复方苦参、鸦胆子等已在临床上广泛应用。目前，华蟾素制剂治疗中晚期肝癌有了较系统的研究，取得了一定的临床疗效，既可单药治疗肝癌，也可与介入治疗、化疗联合应用，起到增效和减轻不良反应的作用。此外，也有华蟾素肝注射、联合化疗药肝动脉灌注栓塞及静脉滴注联合免疫疗法治疗肝癌获得显著疗效的报道[1-5]，另有学者用放射疗法联合华蟾素及氢氦刀局部消融联合华蟾素和生脉注射液等方法治疗中晚期肝癌，治疗后患者的临床症状均有明显改善，还可降低肿瘤的负荷，从而提高患者的生活质量和生存率，疗效均优于未联合华蟾素时的治疗效果[6]。

一、华蟾素类药物在肝癌治疗中的应用

（一）单药治疗

中、晚期肝癌患者常伴有腹胀、食欲缺乏、黄疸及肝功能状况较差等症状，单纯使用华蟾素静脉滴注，不仅能在一定程度上抑制肿瘤的生长，还能不同程度地改善患者的生存质量、保护患者肝功能，是一种简单、实用的治

疗中晚期肝癌的方法。

　　周晓斌[7]以华蟾素静脉滴注治疗原发性肝癌患者 58 例，结果显示：治疗组的生存质量均有所提高，其中治疗组 1 年以上的生存率（41.1%）显著高于对照组（24.1%）；治疗组的恶化率显著低于对照组。结果表明：华蟾素在抑制肝肿瘤生长的同时使患者的疼痛也得到了不同程度的改善。

　　金京哲[8]将 100 例晚期消化系统恶性肿瘤患者分为治疗组 50 例（华蟾素 + 支持治疗）和对照组 50 例（支持治疗）。结果显示：在瘤体疗效方面，治疗组临床获益率为 40.0%，对照组为 36.0%，两组无统计学差异；而在体力状况疗效方面及癌性疼痛疗效方面均有统计学差异。由此可见，华蟾素可以在一定程度上抑制肿瘤的生长，改善体力状况，缓解癌性疼痛，尤其在姑息性治疗晚期消化系统恶性肿瘤方面，具有一定疗效[3-5]。

　　肝癌的自然生存期一般不超过半年，潘宏年[9]用蟾酥注射液静脉滴注治疗晚期肝癌 36 例，生存期全部超过半年，其中生存期 > 1 年者 65%，生存期 > 2 年者 22%。周鸿飞等[10]用蟾酥微球肝动脉栓塞治疗原发性肝癌和继发性肝癌 22 例，除 4 例晚期患者短时间内死亡不能评价结果外，其余 18 例患者中肿瘤体积缩小 > 50% 的 7 例，肿瘤体积缩小 25% ~ 50% 的 6 例，6 个月存活率 66.6%。蔡永等[11]对肝转移瘤患者使用华蟾素 10 ~ 20ml 静脉滴注，连用 4 周，休息 1 个月后评价疗效，提示华蟾素能改善生活质量，且不良反应可耐受。王昕等[12]研究认为，华蟾素 20ml 静脉滴注，1 次 / 天，20 天为 1 个疗程，能使部分原发性肝癌患者获得行介入治疗的机会。以上结果表明：华蟾素具有提高患者生存质量、延长生存期的作用，对中晚期原发性肝癌具有较好疗效。

（二）联合用药

　　华蟾素可静脉滴注联合化疗和（或）其他疗法，用于原发性肝癌的临床治疗。

　　1. 华蟾素联合化疗药物治疗肝癌　赖义勤等[13]对晚期肝癌对照组施行

5-氟尿嘧啶静脉滴注联合羟基喜树碱静脉推注的化疗方案，治疗组同时使用华蟾素 20 ml 静脉滴注，30 天为 1 个疗程，结果提示，华蟾素有助于缓解癌性疼痛、恢复体质、减轻不良反应。

另外，研究者也将华蟾素与一些药物，如 5-氟尿嘧啶[14]、芬太尼透皮贴剂[15]及中药连慈饮[16]、五倍子散[17]等联合应用，发现不仅能够明显减轻化疗药物引起的疼痛、骨髓抑制等不良反应，还可提高中、晚期肝癌患者的生活质量和机体免疫功能，起到协同增效的作用。

2. 华蟾素联合细胞因子治疗肝癌　华蟾素和干扰素联合经导管动脉栓塞化疗（transcatheter arterial chemoembolization，TACE）治疗中晚期肝癌，可改善生活质量、提高生存率，不良反应可耐受。梁永等[18]选择中晚期原发性肝癌患者 96 例，随机分为联合组和对照组。联合组 TACE 后联合华蟾素和干扰素治疗，对照组单纯 TACE 治疗。结果发现：联合组和对照组的有效率、改善生活质量率、12 个月生存率、18 个月生存率分别为 58% 和 46%、58% 和 25%、83% 和 46%、41% 和 10%。同时两组的改善生活质量率、生存率有统计学差异（$P < 0.001$）。

（三）特殊途径用药

近几年研究发现，华蟾素能够直接收缩血管和抑制血管生成，而且这种血管收缩并非作用于血管内皮细胞，而是作用于血管平滑肌上。利用这一发现，华蟾素可以通过特殊途径给药，拓宽了华蟾素的应用范围。

1. 介入治疗　介入治疗（interventional treatment）包括血管内介入和非血管介入治疗。近几年，华蟾素相关的介入治疗主要以血管内介入为主，包括联合 TACE 治疗中、晚期肝癌，以及通过经皮肝穿刺治疗门静脉癌栓。

肝动脉化疗栓塞是目前肝癌非手术治疗的首选方法，然而化疗药物会引起肝功能损害、胃肠道反应及骨髓抑制等，大大降低了临床疗效。华蟾素静脉滴注联合肝动脉化疗栓塞不仅能起到较好的治疗作用，而且可以在一定程度上减轻化疗药物引起的不良反应，改善患者的生活质量，也比单纯肝动脉化疗栓塞疗效更好。

周建生等[19]对原发性肝癌患者施行 TACE（术中用药为 5- 氟尿嘧啶、顺铂、丝裂霉素），术后辅以华蟾素 20ml 静脉滴注，对照组单纯行 TACE，认为 TACE 辅以华蟾素静脉滴注对延长患者的生存期、改善症状、提高生命质量有益。

邓振云等[20]将 53 例肝癌患者随机分为对照组（27 例，单纯 TACE 治疗）和治疗组（26 例，TACE+ 华蟾素）。治疗组与对照组疾病控制率分别为 88.00% 和 79.17%（$P < 0.05$）；治疗组肝功能损伤、骨髓抑制、消化道不良反应的发生率明显低于对照组（$P < 0.05$）。刘群等[21]对华蟾素联合 TACE 的安全性进行了研究，将 80 例中、晚期原发性肝癌患者分为华蟾素组和表阿霉素（表柔比星）组，两组患者均给予肝动脉栓塞术治疗，华蟾素组患者同时给予华蟾素注射液肝动脉注射，表阿霉素组给予表阿霉素肝动脉注射。治疗前两组患者的血常规、肝肾功能、凝血指标等差异均无统计学意义（$P > 0.05$）。介入术后两组患者均出现骨髓抑制现象，白细胞（WBC）、血小板（PLT）和血红蛋白（Hb）下降，但华蟾素组轻于表阿霉素组。两组患者血 TB、ALT、AST 水平均显著升高（$P < 0.05$ 或 $P < 0.01$），第 6 天开始恢复，在治疗后第 6 周，华蟾素组 TB、ALT、AST、ALP、γ -GT 值低于表阿霉素组（$P < 0.05$）。两种治疗方法对肾功能及凝血指标无明显影响。此外，华蟾素组患者出现厌食、恶心、呕吐、发热、疼痛等症状的程度及例数明显低于表阿霉素组。

2. 腔内灌注治疗　王昌俊等[22]对晚期原发性肝癌患者施行经皮穿刺技术或经皮穿刺血管内导管插入技术插管，以华蟾素 10 ～ 20ml 肝动脉灌注及碘油混合作肝动脉栓塞后，药盒注入华蟾素 10 ～ 30ml，隔日 1 次，连续 5 次，4 ～ 6 周重复 1 次；与单纯行肝动脉栓塞化疗术（TACE）组比较，华蟾素灌注组中位无进展生存期及总中位生存期较 TACE 组延长。董明娥[23]观察华蟾素注射液联合小剂量化疗药动脉灌注治疗晚期肝癌的临床疗效，随机将 120 例患者分为对照组与治疗组各 60 例，对照组小剂量联合化疗药物进行动脉灌注治疗，治疗组在对照组的基础上同动脉灌注华蟾素注射液 20 ～ 30ml。4 周后进行影像学检查，按照 WHO 近期疗效标准评价实体瘤情况，结果显示，对照组患者疾病控制率为 58.33%，治疗组则为 78.33%，与对照组比较 $P < 0.05$。吴锦燕[24] 对所有肝癌患者在药盒置入时于肝动脉灌注羟基喜树碱、吡柔比星，如血供较好，加灌碘化油乳 5 ～ 10ml，治疗组于术后第 7 天起药盒灌注华蟾素 15ml，对照组给予静脉滴注华蟾素，隔日 1 次，25 天为 1 个疗程。研究结果提示：经皮左锁骨下动脉药盒灌注中药较静脉滴注中药疗效更好。

张一平等[5] 通过对华蟾素联合 TACE 的 76 例患者进行的临床观察及对 68 例采用顺铂（DDP）、5- 氟尿嘧啶（5-FU）及阿霉素（多柔比星）碘化油乳剂动脉灌注栓塞结果的对比分析，认为应用华蟾素联合 TACE 治疗原发性肝癌，对改善患者生存质量及提高生存期有重要价值。

沈建军[25] 研究发现，华蟾素联合化学药物经动脉灌注栓塞治疗原发性肝癌，其疗效要优于单纯化学药物肝动脉灌注及静脉滴注华蟾素联合肝动脉化疗栓塞的治疗效果，不仅疗效显著，对改善患者生存质量及延长生存期均有重要价值。此外，尤圣勇等[26] 研究发现，华蟾素动脉给药联合血管栓塞治疗疗效与化疗药相似，但对患者的骨髓造血及肝肾功能毒副作用明显低于常规化疗介入。

二、华蟾素类药物用于肝癌治疗的机制

目前很多关于华蟾素抗肝癌的研究集中在调控细胞凋亡相关因子和阻滞细胞周期来诱导肿瘤细胞凋亡和抑制肿瘤细胞增殖方面。Caspase-3 是目前发现的在细胞凋亡过程中激活的关键酶，也是细胞凋亡的主要效应分子。Mcl-1 蛋白通过特定信号通路抑制细胞凋亡，调节细胞周期，其过表达可以促进恶性肿瘤细胞生存，引起人类的造血系统的肿瘤及多种实体瘤，亦是肿

瘤对传统的治疗耐药的一个关键因素。

郑培实等[27]研究了华蟾素对肝癌细胞株 SMMC-7721 增殖、凋亡的影响，发现 0.6μmol /L 华蟾素与肝癌细胞株 SMMC-7721 共培养 48h 后，肝癌细胞的抑制率达到 25.94%，Annexin V-FITV/PI 实验发现，华蟾素可以将肝癌细胞抑制在细胞周期的 S 期，促进其凋亡，凋亡率达到 26%。RT- PCR 及 Western blot 检测发现，经华蟾素处理的肝癌细胞株 caspase -3 mRNA 表达量明显升高，Mcl-1 蛋白表达量明显降低，说明华蟾素对 SMMC-7721 离体肝癌细胞具有增殖抑制及凋亡诱导作用，其机制可能是使 caspase-3 表达升高，Mcl-1 表达降低。齐芳华等[28]研究发现华蟾素可以上调 HepG2 细胞凋亡相关因子 Bax、p53 mRNA 和蛋白表达，下调 Bcl-2 的 mRNA 和蛋白表达，抑制 HepG2 细胞的增殖，并将 HepG2 细胞抑制在细胞周期的 S 期。孙宇等[29]进一步探讨华蟾素使 HepG2 细胞阻滞于 S 期的机制，发现华蟾素可以下调肝癌细胞 Cyclin A、CDK$_2$ 基因的表达，从而影响 Cyclin A/CDK$_2$ / CDC$_2$ 复合物的生成。而 Cyclin A/CDK$_2$ /CDC$_2$ 复合物可使细胞顺利完成并通过 S 期、G$_2$ /M 期，故认为华蟾素可能通过影响 CyclinA、CDK$_2$ 实现对 HepG2 细胞 S 期阻滞。焦敏等[30]研究还发现，华蟾素抑制肝癌 HepG$_2$ 细胞的机制与骨桥蛋白（osteopontin,OPN）有关。OPN 参与人体多种肿瘤的转化、侵袭和转移过程。研究发现，华蟾素作用于肝癌 HepG2 细胞 48h 后，OPN 的表达明显下降，可以推测，华蟾素抗肿瘤过程可能是直接或间接地作用于 OPN，进而影响相关信号转导通路的调节，导致肿瘤细胞的增殖延缓和凋亡发生。树突状细胞（dendritic cell，DC）是体内重要的专职抗原提呈细胞，在抗肿瘤免疫、抗感染免疫等病理过程中的作用越来越受到人们的重视。谢新梅等[31]研究发现，经华蟾素预处理的肝癌模型大鼠肝脏中结节数明显减少，骨髓 DC 表面的协同刺激分子 CD80、CD86、MHC- Ⅱ阳性表达率明显升高，表明华蟾素能够促进 DC 的成熟，从而有效地激活 T 细胞以增强免疫达到预防肝癌形成的作用。对大鼠血清中 IL-2 和 IL-10 的检测发现，华蟾素预处理组 IL-2 是非华蟾素预处理组的1.3倍，而非华蟾素预处理组的IL-10则是华蟾素预处理组的1.6倍，表明华蟾素能激活体内的免疫系统，促进免疫活性细胞分泌IL-2诱导细胞毒性T淋巴细胞扩增，从而发挥抗肿瘤作用。而降低免疫抑制细胞因子IL-10的分泌，能使机体整个免疫系统处于抗肿瘤状态。

核因子κB（nuclear factor-κB，NF-κB）是近年来颇受关注的一组与肿瘤相关的重要因子，在人类肝癌中发现有NF-κB持续激活的现象，提示细胞在恶变过程中NF-κB起着重要的作用[32]。董云巧等[33]研究了华蟾素注射液对HepG2细胞NF-κB通路的影响，发现0.5μg/ml浓度的华蟾素注射液可有效地抑制Pnf-κB-TA-luc报告基因的相对荧光素酶值，降低NF-κB亚基p65蛋白含量，下调NF-κB下游靶基因ICAM-1的表达，华蟾素注射液的抗癌机制可能与抑制癌细胞NF-κB通路的活化有关。

综上所述，目前华蟾素抗肝癌的机制研究主要在以下几方面：一是调控细胞凋亡相关因子；二是通过阻滞细胞周期来诱导肿瘤细胞凋亡和抑制肿瘤细胞增殖；三是抑制癌细胞NF-κB通路的活化。

参考文献

[1] 张志芳，李书成，曾柏荣，等. 华蟾素注射液治疗原发性肝癌50例[J]. 湖南中医药导报，1999，5（3）：19-20.

[2] 周成英，杨崇江. 大剂量华蟾素治疗中晚期肝癌疗效观察[J]. 锦州医学院学报，1995，16（4）：28-29.

[3] 陈令松，张胜斌，张志琴，等. 重组IL-2与华蟾素联合治疗晚期肝癌获完全缓解一例[J]. 癌症，1998，17（3）：219-220.

[4] 彭大为. 内服中药配合B超引导下肝内注射华蟾素治疗原发性肝癌11例.[J] 安徽中医临床杂志，1997，9（6）：303-304.

[5] 张一平，许绍雄，尚国燕，等. 华蟾素联合化学药物经动脉灌注栓塞

治疗原发性肝癌的价值探讨 [J].实用放射学杂志,2005,21:1187-1230.

[6] 杜志强,姜良进,张宗城.氩氦刀消融联合华蟾素和生脉注射液治疗肝癌的疗效观察 [J].广东医学,2008,29(10):1666-1667.

[7] 周晓斌.华蟾素注射液治疗原发性肝癌临床观察 58 例 [J].中国实用医药,2010,5(23):6-7.

[8] 金京哲.华蟾素注射液治疗晚期恶性肿瘤临床疗效观察 [J].世界最新医学信息文摘,2016,16(58):178-179.

[9] 潘宏年.蟾酥注射液治疗晚期肝癌疗效观察 [J].现代中西医结合杂志,2000,9(10):932-933.

[10] 周鸿飞,于振江.蟾酥微球肝动脉栓塞治疗肝癌 [J].现代中西医结合杂志,2000,9(21):2160-2161.

[11] 蔡永,杜小彬,贾松娟.华蟾素注射液治疗肝转移癌 132 例 [J].辽宁中医药大学学报,2007,9(2):110-111.

[12] 王昕,苑凤芹.华蟾素治疗原发性肝癌的临床疗效观察 [J].实用中医内科杂志,2005,19(4):379-380.

[13] 赖义勤,金源,陈云莺.华蟾素配合化疗治疗中晚期肝癌临床分析 [J].陕西肿瘤医学,2002,10(3):217-218.

[14] 舒小红,谭榜宪.华蟾素联合 5-氟尿嘧啶治疗中晚期肝癌近期疗效观察 [J].四川肿瘤防治,2004,17:58-89.

[15] 陶晨,郑郸,张全安,等.芬太尼透皮贴剂联合华蟾素治疗肝癌疼痛 46 例 [J].中西医结合肝病杂志,2005,15:302-304.

[16] 邵世祥,邵泽蓉,王子鑫,等.连慈饮华蟾素注射液并用治疗原发性肝癌临床观察 [J].实用中医内科杂志,2005,19:571-572.

[17] 邵世祥,王子鑫,毕磊.五倍子散配合华蟾素注射液治疗原发性肝癌 51 例 [J].实用中医内科杂志,2006,20:93-94.

[18] 梁永，龙健中，刘航，等．华蟾素和干扰素联合肝动脉化疗栓塞术治疗原发性肝细胞癌的研究 [J]．现代中西医结合杂志，2008，17（11）：1628-1630．

[19] 周建生，陆浩，吴晓东，等．华蟾素联合肝动脉化学药物栓塞治疗原发性肝癌疗效观察 [J]．中国基层医药，2006，13（4）：571-572．

[20] 邓振云，段浩博．华蟾素联合 TACE 治疗原发性肝癌临床观察 [J]．天津中医药，2015，32（5）：275-278．

[21] 刘群，翟笑枫，郎庆波，等．华蟾素肝动脉给药栓塞治疗中晚期肝癌患者安全性评价 [J]．山东中医药大学学报，2015，39（3）：226-230．

[22] 王昌俊，陈庆强，邓力，等．华蟾素肝动脉灌注治疗晚期原发性肝癌的临床观察 [J]．中西医结合肝病杂志，2001，11（1）：5-7．

[23] 董明娥．华蟾素注射液联合小剂量化疗动脉灌注治疗中晚期肝癌临床观察 [J]．中国中医急症，2014，23（2）：350-351．

[24] 吴锦燕．药盒灌注华蟾素注射液联合经肝动脉化疗栓塞术治疗肝癌的临床观察 [J]．现代中西医结合杂志，2006，15：1313-1314．

[25] 沈建军．华蟾素介入栓塞联合静脉注射对原发性肝癌的临床疗效 [J]．临床肝胆病杂志，2009，25：207-209．

[26] 尤圣勇，范晖，环志根，等．华蟾素动脉给药联合血管栓塞治疗中晚期肝癌的临床研究 [J]．河北医学，2006，12：1096-1100．

[27] 郑培实，张阳，蒋葵，等．华蟾素对肝癌细胞株 SMMC-7721 增殖、凋亡的影响 [J]．山东医药，2011，51（27）：93-94．

[28] 齐芳华，李安源，赵林，等．华蟾素诱导人肝癌细胞株 HepG2 凋亡及其作用机制 [J]．药学学报，2010，45（3）：318-323．

[29] 孙宇，卢辛辛，梁鑫森，等．华蟾素注射液对人肝癌 HepG2 细胞增殖及周期的影响 [J]．中国医药指南，2011，28（9）：206-208．

[30] 焦敏，南克俊，张茜，等．华蟾素联合吉西他滨对肝癌 HepG2 细

胞的抑制作用及对骨桥蛋白表达的影响［J］. 西安交通大学学报，2010，31（3）：374 – 377.

［31］谢新梅，何艳芬，张洪亮. 华蟾素对肝癌大鼠骨髓来源树突状细胞的影响及其预防肝癌的机制［J］. 肿瘤防治与研究，2012，39（10）：1183– 1187.

［32］Radhakrishnan S，Celis E，Pease LR. B7 – DC cross–linking restores antigen uptake and augments antigen – presenting cell function by matured dendritic cells［J］. Proc Natl Acad Sci，2005，102（32）：11438– 11443.

［33］董云巧，马文丽，顾金保，等. 华蟾素注射液对 HepG2 细胞 NF–κB 通路的影响［J］. 南方医科大学学报，2010，30（1）：137–139.

第三节 华蟾素类药物在肺癌治疗中的应用

2019 年 1 月，国家癌症中心发布了全国癌症统计数据。据估计，2015 年全国新发恶性肿瘤病例数约为 392.9 万例，其中男性约为 215.1 万例，女性约为 177.8 万例，平均每分钟有 7.5 人被确诊为癌症。2015 年全国恶性肿瘤死亡例数约为 233.8 万例，其中男性约为 148.0 万例，女性约为 85.8 万例。按发病患者数顺位排序，肺癌位居我国恶性肿瘤发病首位。估计结果显示，2015 年我国新发肺癌病例约为 78.7 万例，发病率为 57.26/10 万[1]。

肺癌是我国呼吸系统常见的恶性肿瘤之一，主要包括小细胞肺癌和非小细胞肺癌（non-small cell lung cancer，NSCLC）两种，NSCLC 泛指肿瘤细胞增殖较慢、扩散转移较晚的除小细胞肺癌以外的所有原发性肺癌，NSCLC 发病率高，它是肺癌最常见的类型，占肺癌总数 80% ~ 85%[2,3]。肺癌早期发病隐匿，不易被发觉，临床确诊时大多已为中、晚期，失去了手术的最佳时机。放、化疗在非小细胞肺癌和包括其他类型的中晚期肺癌治疗中占重要地位。

中医药疗法是我国肺癌治疗的特色，中西医结合治疗肺癌有鲜明的特色和优势，并且取得了较好的临床疗效。大量的临床实践已证明应用中西医结合治疗肺癌，在减毒增效、提高生活质量及延长生存期等方面显示了明显优势，其中应用华蟾素治疗肺癌的临床报道越来越多[4,5]。在放、化疗或靶向治疗基础上给予华蟾素类药物，可有效改善肺癌患者症状，缓解疼痛程度，提高免疫功能与生活质量，延长生存期，且不加重不良反应[6]。遗憾的是，目前还没有免疫治疗联合华蟾素类药物治疗肺癌的相关报道。

一、华蟾素类药物在肺癌治疗中的应用

（一）联合放、化疗治疗

近年来，许多学者认为华蟾素配合放、化疗治疗晚期非小细胞肺癌患者，不仅能有效改善患者的临床症状，提高患者的生存质量和体重，而且能够延长患者生存期，提高免疫功能，减轻毒副作用，起到提高放、化疗疗效的作用，值得临床推广使用。此外，许多临床资料显示，化疗药物联合华蟾素较单用化疗药物能进一步提高晚期非小细胞肺癌的治疗效果，主要以华蟾素联合含铂类化疗方案为主。

1. 近期疗效　陈钦等[7]探讨华蟾素胶囊联合化疗治疗晚期 NSCLC 的临床疗效。将 62 例晚期 NSCLC 患者随机分为对照组和观察组各 31 例，对照组给予单纯化疗，观察组给予华蟾素胶囊联合化疗治疗，3 周为 1 个疗程，治疗 2 个疗程。采用实体瘤疗效评价标准评价 2 组近期疗效；采用 ELISA 法检测治疗前后两组外周血清基质金属蛋白酶 9（MMP-9）及组织蛋白酶抑制剂 -1（TIMP-1）水平，采用流式细胞仪法测定治疗前后两组 T 淋巴细胞亚群水平（CD_3^+、CD_4^+、CD_8^+ 和 CD_4^+/CD_8^+），统计两组不良反应发生情况。结果：观察组的客观缓解率、疾病控制率明显高于对照组（$P < 0.05$），不良反应率明显低于对照组（$P < 0.05$）；治疗后，观察组 MMP-9、TIMP-1、CD_8^+ 水平均明显低于对照组（$P < 0.05$），CD_3^+、CD_4^+、CD_4^+/CD_8^+ 水平均显著高于对照组（$P < 0.05$）。华蟾素胶囊联合化疗治疗晚期 NSCLC 疗效更优，可提高患者免疫力，且不良反应更少，从而提高患者生活质量。

其他有关华蟾素联合化疗方案的近期疗效报道见表 3-3-1。

表 3-3-1　华蟾素联合化疗方案的近期疗效

药品名称	联合药物	患者人数	总有效率	文献来源
华蟾素注射液	GP 方案（吉西他滨与顺铂）	217 例（治疗组 109 例，对照组 108 例）	治疗组为 55.96%，明显优于对照组（37.96%）（$P < 0.05$）	马金丽等[8]

续表

药品名称	联合药物	患者人数	总有效率	文献来源
华蟾素注射液	GP 方案	90 例（对照组 45 例，试验组 45 例）	试验组的有效率（62.22%）高于对照组（40.00%），试验组治疗后 $CD3^+$、$CD4^+$ 淋巴细胞、$CD3^+CD4^+$/$CD3^+CD8^+$ 比值和 NK 细胞比例较治疗前显著性升高，而 $CD3^+$、$CD8^+$、T 淋巴细胞的比例较治疗前显著下降	陈彬[9]
华蟾素注射液	TP（紫杉醇和顺铂）方案	96 例（对照组 48 例，观察组 48 例）	观察组治疗总有效率（43.75%）高于对照组（22.92%），差异有统计学意义（$P < 0.05$）	兰守丽[10]
华蟾素注射液	NP 方案（长春瑞滨 + 顺铂）或 TP 方案（紫杉醇 + 顺铂）	75 例（对照组 36 例，观察组 39 例）	观察组为 43.6%，对照组为 25.0%，组间差异有统计学意义（$P < 0.05$）	史曦凯等[11]
华蟾素注射液	NP 方案（长春瑞滨 + 顺铂）	中晚期 NSCLC 患者 67 例（对照组 36 例，观察组 31 例）	观察组为 58%；对照组为 48%，组间差异有统计学意义（$P < 0.05$）	卢宏丽等[12]
华蟾素注射液	多西他赛	60 例（对照组 30 例，观察组 30 例）	观察组总有效率为 80.0%，对照组为 46.7%（$P < 0.05$）。观察组 CEA 及 CA12-5 水平均显著低于对照组和治疗前（$P < 0.05$）。各项毒副作用发生率均低于对照组（$P < 0.05$）	段惠龙等[13]
华蟾素注射液	NP 或 EP 方案（足叶乙苷 + 顺铂）	60 例（对照组 30 例，观察组 30 例）	对照组 23%，联合化疗组 37%，两组差异有统计学意义（$P < 0.05$）	李秀英等[14]

2. 远期疗效 见表 3-3-2。

表 3-3-2 华蟾素联合化疗方案的远期疗效

药品名称	联合药物	患者人数	远期生存率	文献来源
华蟾素注射液	GP 方案（吉西他滨与顺铂）	217 例（治疗组 109 例，对照组 108 例）	治疗组和对照组的中位肿瘤进展分别为 30 周和 24 周，治疗组患者生存率明显（1 年、2 年）优于对照组（$P < 0.05$）	马金丽等[8]
华蟾素注射液	GP 方案	90 例（对照组 45 例，试验组 45 例）	试验组的中位生存期为 14 个月，明显高于对照组的 10.5 个月。试验组 1 年和 2 年生存率分别为 62.22% 与 17.78%，均高于对照组的 44.44% 与 8.89%，两组差异有统计学意义（$P < 0.05$）	陈彬[9]
华蟾素注射液	NP 方案	72 例（对照组 37 例，试验组 35 例）	试验组治疗后的 1 年、2 年生存率分别为 51.35%、48.65%；对照组分别为 45.71%、22.86%，两组差异有统计学意义（$P < 0.05$）	张玲等[15]

3. 生存质量 生存质量的评价主要通过评价患者在卡诺夫斯凯计分（Kanofsky performance score，KPS）、体质量和疼痛等方面的变化。表 3-3-3 总结了华蟾素联合其他化疗方案对患者生存质量的影响。

表 3-3-3 华蟾素联合其他化疗方案对患者生存质量的影响

药品名称	联合药物	患者人数	生存质量	文献来源
华蟾素注射液	TP 方案	64 例晚期 NSCLC 患者（试验组 32 例，对照组 32 例）	在完成治疗 2 个周期后发现，KPS 提高 >20% 者，华蟾素联合 TP 组有 18 例，TP 方案组有 10 例；KPS 提高 >10% 者，华蟾素联合 TP 组 24 例，TP 方案组 16 例，差异均有统计学意义	于海英等[16]

续表

药品名称	联合药物	患者人数	生存质量	文献来源
华蟾素胶囊	NP方案或TP方案	85例中晚期NSCLC（对照组40例，观察组45例）	治疗2个周期后观察组疼痛缓解有效率为73.3%，高于对照组的52.5%，差异有统计学意义	刘宝东[17]
华蟾素注射液	TP方案	74例晚期NSCLC（观察组36例，对照组38例）	治疗后生存质量改善11例，稳定20例，有效率为86.1%；对照组（38例）治疗后生存质量改善6例，稳定17例，有效率为60.5%。观察组生存质量优于对照组（$P < 0.05$）	胡章华[18]

4. 放、化疗毒副作用　在放、化疗治疗中，毒副作用对患者身体伤害较大，常见的有骨髓抑制、消化道反应等。

刘金涛[19]探讨了华蟾素胶囊辅助治疗 NSCLC 的临床效果。NSCLC 患者80 例，根据不同治疗方法分为两组，对照组（$n=40$）给予常规化疗治疗，观察组（$n=40$）在对照组基础上给予华蟾素胶囊辅助治疗，比较两组患者疼痛缓解率和不良反应发生率及各时间段生存率。结果：观察组疼痛缓解率达到了97.50%，而对照组仅为75.00%，两组比较差异有统计学意义（$P < 0.05$）。观察组在生存 6 个月及 1 年以上的概率均显著高于对照组，两组差异有统计学意义（$P < 0.05$）。观察组不良反应恶心呕吐、白细胞减少、粒细胞减少及血小板减少的发生率均显著低于对照组，两组差异有统计学意义（$P < 0.05$）。华蟾素胶囊辅助治疗 NSCLC 效果显著，可以帮助缓解疼痛，提高生存率，减少化疗的不良反应。

王婉茹等[20]比较了联用华蟾素对化疗不良反应发生率的影响，对照组45 例采用单纯 TP 方案化疗，试验组 45 例采用 TP 方案化疗联合华蟾素治疗。结果显示，不良反应发生率试验组为 33.33%，对照组为 55.56%，试验组不良反应发生率明显低于对照组（$P < 0.05$）。

卞方等[21]将 63 例晚期 NSCLC 患者随机分为观察组 32 例（华蟾素注

射液联合 GP 方案）和对照组 31 例（仅给予 GP 方案化疗）。结果显示，观察组、对照组消化道反应发生率分别为 28.13%、67.74%，骨髓抑制发生率分别为 43.75%、77.42%。华蟾素注射液联合 GP 方案较单纯给予 GP 方案化疗可显著降低胃肠道反应及骨髓抑制的发生率（$P < 0.05$）。

黄志宇等[22]研究了放疗联合华蟾素片治疗老年中晚期非小细胞肺癌的临床疗效，试验组患者给予放疗联合华蟾素片治疗，对照组患者仅给予放疗。结果显示，试验组患者部分缓解率和总有效率均显著高于对照组，差异具有统计学意义（$P < 0.05$）；试验组患者不良反应发生情况均低于对照组，其中白细胞下降、恶心、呕吐和胸痛发生率具有统计学差异（$P < 0.05$）；试验组患者 2 年生存率和平均生存期均显著高于对照组，差异具有统计学意义（$P < 0.05$）。表明在常规放疗基础上加用华蟾素片能够有效提高中晚期NSCLC 治疗效果，降低不良反应发生率，延长患者生存期，疗效显著。

5. 免疫功能 肿瘤患者免疫功能低下，处于免疫抑制状态，表现为 $CD8^+T$ 淋巴细胞比例增加，而 $CD4^+T$ 淋巴细胞比例显著性下调，而 $CD4^+T$ 淋巴细胞介导的细胞免疫在抗肿瘤免疫过程中发挥着重要作用。华蟾素可增强患者的免疫力，改善由于化疗引起的免疫力低下的状况。陈彬的研究也证实华蟾素可以显著改善 NSCLC 患者的免疫功能，提高患者自身抗肿瘤免疫反应，可能是华蟾素具有显著抗肿瘤效果的机制之一。华蟾素联合其他化疗方案对患者免疫功能的影响详见表 3-3-4。

表 3-3-4 华蟾素联合其他化疗方案对患者免疫功能的影响

药品名称	联合药物	患者人数	免疫功能	文献来源
华蟾素	常规化疗	82 例 NSCLC 患者，其中试验组 42 例	对照组与试验组的 Th17 细胞、Treg 细胞水平和 IL-17 水平差异有统计学意义（$P < 0.05$）	高平等[23]
华蟾素胶囊	联合 GP 方案	80 例晚期 NSCLC 患者平均分为两组	观察组免疫功能指标 $CD4^+$、$CD8^+$、$CD4^+/CD8^+$ 水平都高于对照组，差异均有统计学意义（$P < 0.01$）	陈建英等[24]

续表

药品名称	联合药物	患者人数	免疫功能	文献序号
华蟾素胶囊	联合 NP 方案	80 例晚期 NSCLC 患者随机平均分为两组	治疗组近期治疗总有效率显著高于对照组（$P < 0.05$）；治疗后两组患者血清 CYFRA21-1、NSE 水平均显著降低（$P < 0.05$），且治疗后治疗组血清 CYFRA21-1、NSE 水平显著低于对照组（$P < 0.05$）；治疗后治疗组患者 NK、$CD3^+$、$CD4^+$ 及 $CD4^+/CD8^+$ 水平均显著高于对照组（$P < 0.05$）；治疗组患者血液学毒性、神经性毒性不良反应发生情况显著低于对照组（$P < 0.05$）；两组患者生存比较，治疗组显著优于对照组（$P < 0.05$）	蒲嘉泽等[25]
华蟾素注射液	顺铂	60 例晚期 NSCLC 患者平均分为两组	治疗组患者 $CD3^+$、$CD4^+$ 分布及 $CD4^+/CD8^+$ 比值均高于对照组，两组比较差异有统计学意义（$P < 0.05$）	李丹丹[26]
华蟾素	TP 方案	77 例老年晚期 NSCLC 患者随机分为联合治疗组和对照组	联合治疗组免疫指标与治疗前及对照组治疗后比较，差异均有统计学意义（$P < 0.05$）。治疗后，联合治疗组疼痛缓解有效率为 71.1%，高对照组的 48.7%，两组比较，差异有统计学意义（$P < 0.05$）	王海琴等[27]

众多试验结果表明，华蟾素配合化疗方案治疗晚期非小细胞肺癌（NSCLC），不仅能缓解患者的临床症状，而且与化疗药物产生协同作用，延长了肺癌患者的生存期。乔元勋等也发现华蟾素能减轻和防治化疗药物对非小细胞肺癌患者肝、肾等脏器的损害，维护造血系统功能，改善肿瘤及化疗导致的机体消耗状态，增强患者对化疗的耐受性，延长生存期。华蟾素不仅可以促进骨髓红系细胞集落、脾集落与粒系细胞集落的形成，减轻骨髓抑制，还具有持久而缓和的镇痛作用，升高白细胞计数与增强机体免疫功能，还可降低

肿瘤标志物水平。

（二）联合肿瘤供血动脉灌注化疗栓塞

侯春立等[29]探讨了华蟾素胶囊联合肿瘤供血动脉灌注化疗栓塞治疗晚期 NSCLC 的临床疗效。选取 84 例晚期 NSCLC 患者为研究对象，按照随机数表平均分成观察组和对照组，观察组患者接受华蟾素胶囊联合肿瘤供血动脉灌注化疗栓塞治疗，对照组患者接受常规肿瘤供血动脉灌注化疗栓塞治疗。治疗后对两组患者疗效进行分级统计，包括"痊愈""有效""无效"，对患者不良反应进行统计，并计算两组患者治疗有效系数、安全系数，并且对两组患者住院时间、治疗后 1 个月内出院率进行记录分析。结果研究发现，观察组患者"有效"34 例（80.95%），较对照组 [23 例（54.76%）]多。观察组治疗后发生不良反应 14 例（33.33%），较对照组 12 例（28.57%）多，但差异不明显。此外，对照组患者平均住院时间为（46.28±10.57）d，较观察组住院时间 [（40.31±9.18）d]长，且接受治疗后 1 个月内出院率，观察组（61.90%）较对照组（28.57%）高。华蟾素胶囊联合肿瘤供血动脉灌注化疗栓塞治疗方案较常规肿瘤供血动脉灌注化疗栓塞治疗方案有效，疗效显著，患者基本没有出现严重后遗症及并发症，适合临床治疗推广。

（三）联合靶向治疗

周磊等[30]探讨了华蟾素胶囊联合盐酸埃克替尼片与单用盐酸埃克替尼片治疗 76 例晚期非小细胞肺癌患者的临床效果，结果显示：治疗组部分缓解（PR）18 例（47.4%），疾病稳定（SD）15 例（39.5%），疾病进展（PD）5 例（13.1%）；对照组 PR 8 例（21.1%），SD 17 例（44.7%），PD 13 例（34.2%）。治疗组客观缓解率（ORR）为 47.4%（18/38），高于对照组的 21.0%（8/38）（P=0.015）；治疗组疾病控制率（DCR）为 86.8%（33/38），高于对照组的 65.8%（25/38）（P=0.031）。截至 2016 年 10 月，对照组 PD/死亡发生率为 34.2%（13/38），高于治疗组的 13.2%（5/38）（P=0.029）。治疗组躯体功能、情绪功能评分均高于对照组（$P < 0.05$）。治疗组疲倦及疼

痛发生率均低于对照组（$P < 0.05$）。对照组发生Ⅲ～Ⅳ级皮疹 2 例，两组Ⅲ～Ⅳ级腹泻患者各 1 例；两组皮疹发生率比较，差异有统计学意义（$P < 0.05$）。提示华蟾素胶囊联合盐酸埃克替尼片可提高晚期 NSCLC 患者治疗效果，延长生存期，提高生活质量及降低皮疹发生率。

陈世超等[31] 探讨华蟾素胶囊联合埃克替尼治疗 64 例局部晚期 NSCLC 患者，对照组采用常规对症治疗，在此基础上，研究组采用华蟾素胶囊联合埃克替尼，观察统计两组血清 CA12-5、NSE、CEA 水平变化情况及生活质量。结果显示，治疗 3 个月后，研究组血清 CA12-5、NSE 水平低于对照组，CEA 水平高于对照组，差异有统计学意义（$P < 0.05$）；治疗后 3 个月，研究组躯体活动、共性症状及不良反应、社会功能、心理状态评分高于对照组，差异有统计学意义（$P < 0.05$）。研究结论表明，华蟾素胶囊联合埃克替尼可降低局部晚期 NSCLC 患者血清 CA12-5、NSE 水平，提高 CEA 水平，提高患者生存质量。

（四）联合动脉灌注

对无法手术的中晚期肺癌施行介入治疗创伤小，疗效显著，孟勇等[32] 采用化疗药物加华蟾素治疗中晚期肺癌，将 24 例中晚期 NSCLC 患者随机分成观察组与对照组，均用 Seldinger 支气管动脉插管灌注顺铂、多柔比星和丝裂霉素，其中观察组另加入华蟾素。结果观察组患者临床症状改善率为 83.3%，近期有效率（CR+PR）58.3%，中位生存期 11 个月，均高于对照组。华蟾素不但具有直接抗肿瘤作用，而且与化疗药物合用，有协同作用，且能减轻化疗药物的不良反应，提高生存质量。

（五）联合伽马刀

刘丽瑜等[33] 采用伽马刀联合华蟾素治疗老年晚期肺癌 84 例，原发病灶大体肿瘤靶区（gross target volume，GTV）为影像学所见肿瘤，以 GTV 外 5mm 为临床靶区（clinical target volume，CTV），以 CTV 外 5mm 为计划靶区（planning target volume，PTV），以 50%～70% 等剂量曲线为处方剂量线，周边剂量

35～56Gy，分7～10次，单次剂量3.5～5Gy，每周5次，每天1次。与单纯采用放疗84例比较，联合治疗组免疫球蛋白、KPS和QLQ-C30较对照组明显提高（$P < 0.05$）；不良反应发生率均显著低于单纯放疗组（$P < 0.05$）。伽马刀对肺癌患者近期临床疗效较好，而联合华蟾素治疗具有稳定患者血常规，增强机体免疫功能，减轻不良反应，提高生活质量的作用。

二、华蟾素类药物应用于肺癌的作用机制

（一）改善患者血浆高凝状态，从而抑制肿瘤细胞的复发和转移

肺癌患者体内凝血及纤溶系统激活较为常见，而且肺癌患者血浆常呈高凝状态，肿瘤相关性血栓事件（cancer-associated thrombosis，CAT）是肿瘤患者常见的并发症之一，主要包括深静脉血栓（deep venous thromboembolism，DVT）和肺栓塞（pulmonary embolism，PE）。既往许多研究发现肿瘤相关性血栓事件的发生缘于血液高凝状态，不仅干扰放、化疗的正常进行，同时影响患者生活质量，不利于患者的长期生存。血浆纤维蛋白原（fibrinogen，FIB）、血小板（platelet，PLT）及D-二聚体（D-dimer）水平是反映机体凝血状态的敏感指标，其水平还与肿瘤的复发及转移存在一定的相关性[34]。此外，高凝状态易形成血栓，会明显降低患者生存质量并危及生命。临床观察发现，恶性肿瘤患者血液中存在的高凝状态临床表现与中医血瘀证临床表现基本相似。华蟾素胶囊可通过改善患者血浆高凝状态，从而抑制肿瘤细胞的复发和转移[35]。肖晓光等的研究也表明华蟾素胶囊联合化疗可改善晚期肺癌患者的血液高凝状态，治疗后治疗组血浆纤维蛋白原、血小板、D-二聚体水平均较对照组低，差异均有统计学意义（均$P < 0.05$）。

（二）调控信号通路，促进肿瘤细胞凋亡

赵振兴[36]研究华蟾素对肺癌A549细胞增殖和凋亡的影响及其机制，华蟾素处理的A549细胞中，MicroRNA-106a-5p（miR-106a-5p）上调表达，信号转导及转录激活因子3（STAT3）下调表达，细胞增殖抑制率和凋亡率

显著升高。双荧光素酶报告基因实验证实 miR-106a-5p 和 STAT3 的靶向结合关系。表明华蟾素可抑制 A549 细胞的增殖，促进其凋亡，其机制可能与调控 miR-106a-5p/STAT3 信号通路有关。熊飞等[37]的研究表明华蟾素可显著抑制 A549 移植瘤的生长，对小鼠血液及肝肾功能无明显影响，Western blot 结果显示华蟾素可以显著上调 Bax 与 Bcl-2 比值（Bax/Bcl-2）的表达，半胱天冬酶 3（cleaved-Casp3）和多聚（ADP-核糖）聚合酶（cleaved-PARP）的表达并抑制 pAKT(ser473) 的表达，其分子机制可能与抑制 PI3K / AKT 通路的活化，从而促进肿瘤细胞凋亡相关。

董伯升等[38]研究表明华蟾素联合多柔比星可显著促进肺癌 A549 细胞凋亡，其机制可能与 Fas / 线粒体凋亡通路强化有关。

（三）抑制体内肿瘤细胞的增殖，促进抑癌基因的活化，增加抗癌基因的表达

任光明[39]观察华蟾素联合放化疗治疗晚期肺癌的疗效及对 CT 灌注成像和血清 P53 抗体（P53）、第十号染色体同源丢失性磷酸酶—张力蛋白基因（PTEN）及缺氧诱导因子-1α（HIF-1α）的影响。结果表明，观察组临床总有效率显著高于对照组（$P < 0.05$）。两组治疗后 P53、HIF-1α、癌胚抗原（CEA）、神经元特异性烯醇化酶（NSE）、细胞角蛋白 19 片段（CYFR A21-1）及血流量（BF）、血容量（BV）和表面通透性（PS）水平均明显低于治疗前（$P < 0.05$），PTEN 水平和平均通过时间（MTT）均明显高于治疗前（$P < 0.05$）。观察组 1 年病死率显著低于对照组（$P < 0.05$）。可见，华蟾素联合放化疗治疗晚期肺癌能够降低病死率，其机制可能与抑制体内肿瘤细胞的增殖，促进抑癌基因的活化，增加抗癌基因的表达，抑制肿瘤血管生长，减少肿瘤细胞血供有关。

（四）中医辨证施治机制

肺癌中医病因病机较为复杂，目前多数医家认为肺癌发生在于正气亏虚，邪气损伤肺络，主要是痰、瘀、烟毒互结形成痰毒，留踞体内，随气机升降，痰毒流注,正邪相争,肺气不足而不胜邪,邪气留踞于肺络而导致[40, 41]。《黄帝内经》云:"壮人无积,虚则有之";《灵枢》曰:"虚邪之入于身也深,寒与热相搏,久留而内著……邪气居其间而不反,发为瘤。"

中医治疗肺癌注重祛除"癌毒",控制病情进展,不拘泥于正气内虚保守治疗,遵循"有故无殒,亦无殒"的原则,在辨证的基础上,顾护脾胃正气,严格掌控干蟾皮用药剂量"直攻其邪"。干蟾皮味苦,性凉且有毒,可清热解毒,利水消胀,可祛脉络痰毒,锐于攻毒。

参考文献

[1] 郑荣寿,孙可欣,张思维,等. 2015年中国恶性肿瘤流行情况分析[J]. 中华肿瘤杂志,2019,41(1):19-28.

[2] 钱桂生. 肺癌不同病理类型发病率的变化情况及其原因[CD]. 中华肺部疾病杂志(电子版),2011,4(1):1-5.

[3] Siegel RL, Miller KD, Jemal A. Cancer Statistics, 2018[CD]. CA Cancer J Clin, 2018, 68(1): 7-30.

[4] 吴国明,钱桂生. 非小细胞肺癌靶向治疗研究进展及新理念[J]. 中华肺部疾病杂志(电子版),2019,12(4):405-408.

[5] 李慧婷,莫冉冉,宋鹏,等. 非小细胞肺癌免疫检查点抑制剂治疗进展[J]. 中华肺部疾病杂志(电子版),2019,12(3):382-386.

[6] 姚俊,杨增华,丁玺,等. 华蟾素注射液姑息治疗对晚期非小细胞肺癌患者免疫功能的影响[J]. 四川中医,2018,36(11):87-89.

[7] 陈钦,张明奎,李秀芹,等. 华蟾素胶囊联合化疗治疗晚期非小细胞肺癌疗效观察[J]. 现代中西医结合杂志,2018,27(9):984-987.

[8] 马金丽,陆明. 华蟾素注射液联合吉西他滨与顺铂治疗非小细胞肺癌109例临床研究[J]. 中医杂志,2011,52(24):2115-2118.

[9] 陈彬. 华蟾素联合 GP 方案治疗中晚期非小细胞肺癌的临床疗效和抗肿瘤机理 [J]. 实用癌症杂志, 2016, 31 (2): 224-227.

[10] 兰守丽. 华蟾素注射液辅助紫杉醇与顺铂化疗方案治疗晚期非小细胞肺癌的效果观察 [J]. 河南医学研究, 2017, 26 (24): 4510-4511.

[11] 史曦凯, 陈景松, 廖晓勇, 等. 华蟾素联合化疗治疗非小细胞肺癌的临床效果分析 [J]. 深圳中西医结合杂志, 2016, 26 (10): 55-57.

[12] 卢宏丽, 卢宏霞. 华蟾素联合化疗治疗中晚期非小细胞肺癌的临床疗效 [J]. 中国药物与临床, 2015, 15 (11): 1609-1610.

[13] 段惠龙, 李雪石, 高军军, 等. 华蟾素注射液联合多西他赛治疗老年晚期非小细胞肺癌的效果 [J]. 临床医学研究与实践, 2018, 3 (06): 20-21.

[14] 李秀英, 张学勇, 闫玉芹, 等. 华蟾素联合化疗对非小细胞肺癌的疗效观察 [J]. 中国医药, 2010, 5 (8): 691-692.

[15] 张玲, 刘城林, 金学军, 等. 华蟾素联合 NP 方案治疗非小细胞肺癌生存质量评价分析 [J]. 现代康复, 2001, 5 (3): 113.

[16] 于海英, 高绍英, 郝云霞. TP 方案联合华蟾素治疗晚期非小细胞肺癌的临床观察 [J]. 实用癌症杂志, 2012, 27 (1): 55-57.

[17] 刘宝东. 华蟾素联合化疗治疗非小细胞肺癌的临床疗效观察 [J]. 临床和实验医学杂志, 2014, 13 (15): 1263-1265.

[18] 胡章华. 华蟾素注射液联合 TP 方案治疗晚期非小细胞肺癌的临床观察 [J]. 中国药房, 2012, 23 (16): 1507-1510.

[19] 刘金涛. 华蟾素胶囊辅助治疗非小细胞肺癌的临床研究 [J]. 中国处方药, 2018, 16 (9): 73-74.

[20] 王婉茹, 洪滨, 李康. 华蟾素注射液辅助治疗晚期 NSCLC 的疗效评估 [J]. 临床肺科杂志, 2013, 18 (2): 203-204.

[21] 卞方, 王燕, 刘勇, 等. 华蟾素注射液联合 GP 方案治疗晚期非小细胞

肺癌疗效观察 [J]. 山东医药, 2015, 55 (38): 75-76.

[22] 黄志宇, 陈明强, 钱飞宇. 老年中晚期非小细胞肺癌放疗联合华蟾素片治疗的临床疗效评价 [J]. 中国医药科学, 2014, 4 (19): 156-158.

[23] 高平, 陆依珊, 吴兰, 等. 华蟾素对肺癌患者辅助性 T 细胞 17 和调节性 T 细胞及细胞因子的影响 [J]. 中国临床药理学杂志, 2016, 32 (10): 871-873.

[24] 陈建英, 胡先全, 黄三雄, 等. 华蟾素胶囊联合 GP 方案对晚期非小细胞肺癌患者免疫功能的影响 [J]. 中国现代医生, 2016, 54 (14): 12-15.

[25] 蒲嘉泽, 陆鹏, 潘英. 华蟾素胶囊联合 NP 化疗对晚期非小细胞肺癌患者血清 CYFRA21-1、NSE 水平及免疫功能的影响 [J]. 湖北中医药大学学报, 2017, 19 (1): 26-29.

[26] 李丹丹. 华蟾素注射液联合顺铂治疗非小细胞肺癌患者的临床疗效及对免疫功能的影响 [J]. 临床医药实践, 2015, 24 (5): 332-334.

[27] 王海琴, 莫伟强, 曹达魁, 等. 华蟾素联合 TP 方案对老年晚期非小细胞肺癌患者免疫功能的影响及预后研究 [J]. 新中医, 2018, 50 (9): 157-160.

[28] 周冰轮. 晚期 NSCLC 采用华蟾素注射液辅助治疗的药效评估 [J]. 医药与保健. 2014, 22(7): 79.

[29] 侯春立, 陈连刚, 张翠红. 华蟾素胶囊联合肿瘤供血动脉灌注化疗栓塞治疗晚期非小细胞肺癌的疗效观察 [J]. 实用癌症杂志, 2018, 33 (10): 1659-1661.

[30] 周磊, 邵燕儿, 朱泽浩, 等. 华蟾素胶囊联合盐酸埃克替尼片治疗晚期非小细胞肺癌临床效果研究 [J]. 中国全科医学, 2018, 21 (9): 1047-1052.

[31] 陈世超, 赵凯歌, 张振中, 等. 华蟾素胶囊联合埃克替尼对局部晚期非

小细胞肺癌患者血清 CA12-5、NSE、CEA 水平变化及生存质量的影响
[J]. 哈尔滨医药，2018，38（1）：50-51.

［32］孟勇，吴洁清，杨瑞民. 华蟾素在中晚期肺癌介入治疗中的应用［J］.
新乡医学院学报，2000，17（4）：266-267.

［33］刘丽瑜，姚建国，陶云龙，等. 伽马刀联合华蟾素治疗老年晚期肺癌
［J］. 南昌大学学报（医学版），2014，54（12）：82-84.

［34］薛鹏，李林潞，徐芃芃，等. 干蟾皮在治疗小细胞肺癌中的应用［J］.
中华中医药学刊，2019，37（6）：1356-1358..

［35］袁梅美，惠起源. 华蟾素抗恶性肿瘤的研究进展［J］. 中国医药导报，
2014，11（2）：744-746.

［36］赵振兴，赵振山，李海洋，等. 华蟾素通过 miR-106a-5p/STAT3 信号
通路调控肺癌细胞增殖和凋亡的机制研究［J］. 临床和实验医学杂志，
2019，18（11）：1145-1149.

［37］熊飞，施嫣嫣，沈久成，等. 华蟾素对肺癌 NCI-A549 移植瘤裸鼠的抑
制作用及机制研究［J］. 中国临床药理学与治疗学，2018，23（10）：
1103-1108.

［38］董伯升，徐克友，左彩莹，等. 华蟾素联合多柔比星通过 Fas/ 线粒体
通路促进肺癌 A549 细胞凋亡［J］. 临床肺科杂志，2019，24（1）：
121-125.

［39］任光明. 华蟾素联合放化疗治疗晚期肺癌的疗效及对 CT 灌注成像和血
清 P53、PTEN、HIF-1α 的影响［J］. 现代中西医结合杂志，2018，27（3）：
276-278.

［40］梁姗姗，李娜，张青. 郁仁存治疗小细胞肺癌经验［J］. 中医杂志，
2016，57（11）：913-915.

［41］韩丹，徐振晔，周卫东. 徐振晔教授治疗小细胞肺癌经验［J］. 中国
医药指南，2013，11（8）：615-616.

第四节 华蟾素类药物在胃癌治疗中的应用

胃癌在全世界范围内是发病率较高的癌症之一，也是导致患者死亡的主要因素，是人类健康的主要杀手，随着人口老龄化趋势加重，胃恶性肿瘤发病率有逐渐上升的趋势[1,2]。虽然现代诊断技术特别是内镜技术的发展，使消化道肿物的早期诊断和治疗有了长足的进步，生存率明显升高，但是在医疗技术不够发达、医疗条件差的地区，消化道肿瘤患者早期诊断仍比较困难，我国处于进展期的胃癌患者 5 年生存率仍徘徊在 25%，离国际大于 40% 的 5 年生存率仍有差距[3]。胃癌的准确诊断和规范治疗，对提高治疗有效率及延长生存期有着重要意义。目前多数患者确诊时已属晚期，失去手术机会，化疗仍是多数晚期胃癌肿瘤患者首选的治疗方法[4]，但在取得一定疗效的同时，化疗药物对正常组织细胞及脏器生理功能的破坏作用也不能忽视。化疗副作用可以抑制机体的免疫功能和骨髓造血功能，导致体质下降，生活质量下降，影响化疗效果的维持，缩短患者的稳定期和（或）生存期[5]，此即所谓祛邪亦伤正，致使患者生活质量下降，生存期缩短[6]。

研究证实，华蟾素对多种肿瘤细胞有明显的抑制作用和直接杀伤作用，抑制肿瘤细胞的 DNA、RNA 或蛋白质生物合成，同时可增强机体免疫力，加强对癌细胞分裂的抑制和消灭，抑制肿瘤细胞的增殖并诱导其凋亡，达到抑癌作用，延长肿瘤患者的生存期。华蟾素单药治疗联合单个或多个化疗药物治疗中晚期胃癌均有疗效，并可提高患者生活质量，减轻化疗不良反应。

一、华蟾素类药物在胃癌治疗中的应用

（一）华蟾素单药治疗胃癌

华蟾素注射液可抑制肿瘤的生长，改善患者体力状况，缓解癌性疼痛。牛静秀等[7]观察了华蟾素注射液治疗晚期消化系统恶性肿瘤的临床疗效，该试验纳入 60 例晚期消化系统恶性肿瘤患者，治疗组给予华蟾素注射液治疗 1个疗程，辅以对症支持治疗，对照组只给予对症支持治疗。结果显示：①在瘤体疗效方面，治疗组临床获益率为 30%（对照组为 23.33%）；②体力状况疗效方面，治疗组提高 + 稳定的例数占 70%（对照组为 43.33%），两组有统计学差异；③癌性疼痛疗效方面，治疗组缓解 + 部分缓解例数占 77.27%，高于对照组（25%），两组有统计学差异。

华蟾素胶囊治疗晚期胃癌疗效确切，能够提高患者生活质量，不良反应较轻，患者耐受性好。覃振赫[8]选择 48 例晚期胃癌患者给予口服华蟾素胶囊 500mg/ 次，3 次 / 天，连用 21 天，停用 7 天，联合支持治疗，28 天为 1个周期，连用 2 个周期。治疗后瘤体疗效及生活质量的比较结果显示患者肿瘤控制率达到 87.5%，生活质量评估有效率达到 77.1%，与对照组相比，差异具有统计学意义（$P < 0.05$）。

（二）华蟾素联合单个化疗药物治疗胃癌

华蟾素联合羟基喜树碱（HCPT）或者 5-FU 的临床研究表明，华蟾素联合羟基喜树碱治疗晚期胃癌能明显缓解疼痛，改善生活质量，是一种安全有效的姑息治疗方法。张志强等[9]将 60 例晚期胃癌患者随机分为两组。治疗组采用华蟾素与羟基喜树碱联合治疗，对照组单独应用羟基喜树碱治疗，两组均治疗 3 周。结果发现，治疗组疼痛缓解率为 83.3%、生活质量评分增加 18.6 分，但是对照组疼痛缓解率为 43.3%，生活质量评分增加 9.3 分，两组比较均有统计学意义（$P < 0.05$）。此外，韩鸿彬等[10]通过体外实验证明华蟾素对胃癌 BGC-823 细胞具有增殖抑制和诱导凋亡作用，与 5-FU 联用可显著提高后者的化疗效果，且呈时间剂量依赖关系，这为临床使用提供了

理论基础。

（三）华蟾素联合多个化疗药物治疗胃癌

1. 华蟾素联合 ELF 或者 HLF 方案 近年来，许多临床资料表明华蟾素联合多个化疗药物治疗晚期胃癌，可改善患者的症状，提高生存质量，不良反应低，是一种安全有效的姑息治疗方法。张长武等[11]用华蟾素联合 ELF 方案［Vp16 +Lencovorin（亚叶酸）/5-FU］治疗晚期胃癌 35 例，结果总有效率为 68.6%，而单纯化疗组有效率为 50%，两组比较差异有统计学意义（$P < 0.05$）。另外两组的白细胞减少发生率差异有统计学意义（$P < 0.05$），表明华蟾素与化疗联用既有协同增效作用，还能升高血白细胞，保护骨髓造血功能及细胞免疫功能等。

2. 华蟾素联合 HLF 方案 华蟾素 +HLF 方案联合化疗治疗晚期胃癌，可改善患者的症状，提高生存质量，是一种安全有效的姑息治疗方法。张瑞刚等[12]通过对 86 例诊断为Ⅳ期胃癌患者应用华蟾素联合 HLF 方案［羟基喜树碱（HCPT）+ 亚叶酸钙（CF）+5-FU］化疗治疗与 HLF 方案单纯化疗进行对照。结果发现，联合化疗组的生存质量较好，不良反应小，患者易于接受。

3. 华蟾素联合 TPF 方案 67 例Ⅲ b 期胃癌患者，给予 TPF 方案（紫杉醇 + 顺铂 DDP+5-FU）化疗加用华蟾素静脉滴注，结果发现，患者的中位生存期较单纯化疗组长、白细胞减少及恶心呕吐反应较单纯化疗组少、临床受益疗效高于单纯化疗组[13]。

4. 华蟾素联合 FOLFOX 方案 2002 年 12 月，Louvet 等[14]报道的草酸铂联合氟尿嘧啶、四氢叶酸钙组成的 FOLFOX 方案治疗晚期胃癌Ⅱ期临床研究中，报道总有效率达 42.5 %。徐咏梅等[15]考察了华蟾素胶囊联合化疗治疗中晚期胃癌疗效及对患者生活质量、不良反应的影响。将符合入选标准的 60 例患者随机分为治疗组和对照组，对照组采用联合 FOLFOX4 方案化疗和对症支持治疗，治疗组在上述治疗的基础上加用华蟾素胶囊，比较两组患者近期客观有效率、稳定率、生活质量和不良反应。结果显示，近期客观有效率两组比较差异有统计学意义（$P < 0.05$）；稳定率：治疗组 93.33%，对照组 83.33%，两组差异无统计学意义（$P > 0.05$）。另外，两组病例均无重大不良反应和过敏反应，不良反应主要集中在脱发、白细胞下降、恶心、呕吐；联合化疗组不良反应发生率少于单纯化疗组。

5. 华蟾素联合卡培他滨 研究显示，华蟾素联合卡培他滨治疗老年晚期胃癌近期疗效肯定，且可降低化疗期间不良反应发生率，提高患者的生活质量。徐冬梅[16]采用华蟾素注射液＋卡培他滨的治疗方案观察老年晚期胃癌患者 60 例，比较两组患者的近期疗效、不良反应、评分及疼痛分级情况。可见观察组患者卡诺夫斯凯计分（Karnofsky performance score，KPS）改善和稳定患者的比例及疼痛分级视觉模拟评分法（visual analogue scale，VAS）评分显著低于对照组，且药物不良反应（ADR）发生率显著低于对照组（$P < 0.05$）。

陈国富等[17]对 148 例老年晚期胃癌患者随机分组，A 组［卡培他滨 2500mg/（$m^2 \cdot d$），d1～14/21d］86 例，B 组［华蟾素注射液 10ml 3 次／天＋卡培他滨 500mg/（$m^2 \cdot d$），d1～14/21d］62 例，完成 2 周期后评价疗效，并进行随访。结果见表 3-4-1：两组的有效率、生存质量改善率有统计学差异（$P < 0.05$）；中位生存期无统计学差异（$P > 0.05$）；白细胞减少、消化道反应、手足综合征的发生率如表所示，各组之间无统计学差异（$P > 0.05$）。

表 3-4-1　华蟾素联合卡培他滨治疗老年晚期胃癌后疗效、
生存质量改善率及 ADR 的比较[17]

组别	例数	总有效率（%）	生存质量改善率（%）	中位生存期（月）	主要药物不良反应类型（占比%）		
					手足综合征	白细胞减少	消化道反应
A 组	86	20.9	36.05	5.75	55.8	47.7	40.6
B 组	62	35.4	51.61	6.02	46.8	51.6	38.7

6. 华蟾素联合 CapeOX 方案　朱为康等[18]观察了华蟾素联合 CapeOX 方案治疗晚期胃癌的疗效。将Ⅲ b～Ⅳ期晚期胃癌患者随机分为治疗组和对照组。两组均采用 CapeOX 方案化疗 2 个周期，即第 1 天给予奥沙利铂每日 130 mg/m^2，每 3 周重复 1 次；第 1 天使用卡培他滨每日 2000 mg/m^2，分 2 次口服，连用 14 天，休息 7 天，第 22 日重复，3 周为 1 个周期；治疗组在化疗同时加用华蟾素注射液 30 ml+5% 葡萄糖注射液 500ml，每日 1 次，连用 14 天。结果：治疗组和对照组有效率分别为 43.75% 和 31.25%，差异无统计学意义（$P > 0.05$）。治疗组白细胞减少发生率及消化道反应发生率较对照组明显减少，两组比较差异有统计学意义（$P > 0.05$）。治疗组 KPS 改善率优于对照组，两组间差异有统计学意义（$P > 0.05$）。提示华蟾素联合 CapeOX 方案与单纯 CapeOX 方案治疗晚期胃癌的客观疗效相近，但前者不良反应小，生活质量改善明显。

7. 华蟾素联合其他方案　张阳等[19]采用华蟾素联合化疗治疗中晚期胃癌 28 例，选择同期相同条件采用单纯化疗治疗中晚期胃癌 29 例做对照，治疗方案：第 1～15 天，华蟾素 50ml + 生理盐水 500ml 静脉滴注，第 1 天草酸铂（L-OHP）130mg/m^2，第 1～3 天，亚叶酸钙（CF）200mg/m^2 静脉滴注 2h，第 1～3 天，5-FU 500mg/m^2 静脉滴注 4～6h，每 21 天为 1 个周期。结果：治疗组和对照组有效率分别为 42.9% 和 37.9%，6 个月、1 年和 2 年生存率、稳定率的差异均无统计学意义（$P > 0.05$），但治疗组的生活质量改善率明显高于对照组，治疗组的恶化率明显低于对照组，不良反应治疗组亦低于对照组。

王飞等[20]将 116 例胃癌患者按照随机数字表法平均分成观察组和对照组，每组 58 例。对照组给予替吉奥治疗，观察组在对照组基础上，联合应用华蟾素胶囊治疗。观察组和对照组患者的有效率分别为 29.3% 和 5.2%，疾病控制率分别为 87.9% 和 55.2%，差异有统计学意义（$P < 0.001$）。两组患者治疗过程中均出现不同程度不良反应，但观察组不良反应程度低于对照

组，分级为Ⅲ～Ⅳ度的例数明显较少，差异均有统计学意义（$P < 0.05$）；观察组治疗后生存质量显著高于对照组。

二、华蟾素类药物治疗胃癌的机制

研究表明，华蟾素可以通过抑制细胞增殖、诱导细胞凋亡及免疫调节等机制对胃癌细胞发挥抗肿瘤作用。王海波等[21]的研究表明人胃癌 SGC-7901 细胞经华蟾素作用后，细胞生长和细胞克隆形成的数目明显受到抑制，并随时间和剂量的增加而趋于明显。同时华蟾素作用后细胞周期分布发生明显变化，表现为 S 期和 G2/M 期细胞比例下降，G0 /G1 期细胞比例升高，表明华蟾素能够将 SGC-7901 细胞阻滞于 G0 /G1 期，从而使 SGC-7901 细胞的增殖受到明显抑制。这一机制可能与 Bcl-2、Bax 的表达有关，张蕾[22]对华蟾素促进胃癌 SGC-7901 细胞的凋亡机制做了进一步的研究。研究表明，在一定范围内不同浓度华蟾素、大蒜素作用 SGC-7901 细胞后，Bcl-2 基因表达显著减弱（$P < 0.05$），Bax 基因表达明显增强（$P < 0.05$）。免疫印迹结果还显示，Bax 蛋白和 Bcl-2 蛋白在细胞质和膜系统中均有分布，其中 Bax 主要存在于细胞质中，随华蟾素和大蒜素浓度增加细胞质中含量减少，胞膜中含量增加，Bcl-2 主要定位于膜系统，随华蟾素和大蒜素浓度增加表达水平明显降低。

沈玲等[23]的试验也证实，华蟾素联合放疗组胃癌细胞 BGC-823 的凋亡率明显升高，明显高于单用放疗组。联合放疗组中 BGC-823 细胞周期亦被大量阻滞在 G0/G1 期，与单用放疗组相比差异有统计学意义。周荣平等[24]用基因芯片方法分析了华蟾素对人胃癌 BGC-823 细胞 Micro RNA 表达谱的影响，发现华蟾素抑制胃癌 BGC-823 细胞株增殖过程中，伴随着 Micro RNA 表达谱的改变，在所有 571 个 MicroRNA 分子中表达上调的有 33 个，表达下调的有 12 个，在表达上调的 Micro RNA 分子中，选取 mi-29a、mi-26a 进行实时定量 qRT-PCR 方法进行验证，结果显示，其表达倍数与芯片结果相一致，表明华蟾素抑制胃癌 BGC-823 细胞株增殖作用可能与 Micro RNA 表达谱的变化密切相关。

华蟾素临床治疗晚期胃癌疗效确切，能提高患者生活质量，不良反应轻，耐受性好。王晓炜等[25]选取了 60 例进展期胃癌患者给予华蟾素联合希罗达 / 奥沙利铂治疗，治疗 4 周后，联用华蟾素的患者外周血白细胞数较单用化疗药物者明显上升，NK 细胞活性，CD3$^+$、CD4$^+$、CD8$^+$ 阳性细胞百分率，CD4$^+$ /CD8$^+$ 比值改善情况较单用化疗药物者显著提高，表明华蟾素能显著提高胃癌患者机体免疫力，提高患者生活质量和化疗耐受性。

参考文献

[1] 孙燕，周际昌 . 临床肿瘤内科手册 [M]. 3 版 . 北京：人民卫生出版社，1998：97.

[2] 董英辉，王敬然，乞国艳，等 . 参芪扶正注射液配合化疗治疗恶性肿瘤的疗效观察 [J]. 现代肿瘤医学，2006，14（12）：1607-1608.

[3] 赵建斌，崔勤，张雪，等 . 华蟾毒精抗癌作用的体外研究 [J]. 第四军医大学学报，2001，22（16）：1504-1507.

[4] 韩锐 . 肿瘤的化学预防及药物治疗 [M]. 北京：北京医科大学中国协和医科大学联合出版社，1991：284.

[5] 胡汛，张凡，周礼湘 . 华蟾素胶囊联合支气管动脉化疗栓塞治疗中晚期中央型肺癌临床研究 [J]. 浙江中西医结合杂志，2012，22（4）：278-280.

[6] 杨东东，李媛媛，何琨，等 . 中西医结合治疗胃癌术后胃瘫综合征体会 [J]. 河北医药，2013，35（4）：613-614.

[7] 牛静秀，谢广茹，刘东颖 . 华蟾素注射液治疗晚期消化系统恶性肿瘤 30 例疗效观察 [J]. 天津中医药，2008，25（2）：105-106.

［8］覃振赫.华蟾素胶囊治疗晚期胃癌48例的临床观察［J］.内科,2013,8（1）:38-39.

［9］张志强,汪岩,荣大庆.华蟾素联合羟基喜树碱治疗晚期胃癌的近期疗效［J］.实用医药杂志,2006,23（7）:794-795.

［10］韩鸿彬,陈嘉勇,袁勇,等.联合应用华蟾素与氟尿嘧啶对胃癌细胞增殖抑制及诱导凋亡的作用［J］.中国普通外科杂志,2006,15（9）:654-658.

［11］张长武,汪庆华.华蟾素联合化疗治疗晚期胃癌35例［J］.安徽中医学院学报,2001,20（4）:18-19.

［12］张瑞刚,程朝辉,沈冰,等.华蟾素联合化疗治疗晚期胃癌的临床观察［J］.临床肿瘤学杂志,2004,9（3）:269-270.

［13］陈红民.华蟾素联合TPF方案治疗晚期胃癌疗效观察［J］.中国中医急症,2009,18（1）:35.

［14］Louvet C,Andre T,Tigaud JM,et al.Phase Ⅱ study of oxaliplatin,fluorouracil,and folinicacid in locally advanced or metastatic gastric cancer patients［J］.J Clin Oncol,2002,20（23）:4543-4548.

［15］徐咏梅,刘声.华蟾素胶囊联合化疗对中晚期胃癌的疗效观察［J/OL］.世界中医药,2016（7）:1212-1214.

［16］徐冬梅.华蟾素联合卡培他滨治疗老年胃癌的疗效观察［J］.实用癌症杂志,2015,30（3）:405-407.

［17］陈国富,金德西,李敏江.华蟾素联合卡培他滨治疗老年晚期胃癌62例疗效观察［J］.浙江中医杂志,2012,47（6）:462-463.

［18］朱为康,李雁,侯风刚,华蟾素联合CapeOX方案治疗晚期胃癌疗效观察［J］.中国医药导报,2012,9（5）:35-36.

［19］张阳,朱眉,曹旸.等.华蟾素联合化疗治疗中晚期胃癌疗效观察［J］.河南肿瘤学杂志,2005,18（5）:359-360.

［20］王飞，吴礼国，乐晓燕，等．替吉奥联合华蟾素胶囊治疗胃癌的临床疗效［J］.中国肿瘤临床与康复，2014，21（12）：1485-1488.

［21］王海波，潘培森，耿进霞，等．华蟾素对胃癌细胞 SGC - 7901 生长和增殖的影响［J］.山东医药，2012，52（7）：47 - 48.

［22］张蕾．华蟾素与大蒜素上调 bax 基因下调 Bcl-2 基因诱导人胃癌 SGC-7901 细胞凋亡［D］.齐齐哈尔：齐齐哈尔大学，2012.

［23］沈玲，朱海超，杨雪，等．华蟾素联合放疗对胃癌细胞 BGC -823 增殖及凋亡的影响［J］.实用医学杂志，2012，28（11）：1762 - 1763.

［24］周荣平，陈刚，沈志力，等．华蟾素诱导人胃癌 BGC-823 细胞 Micro R NA 表达变化的实验研究［J］.中成药，2013，35（9）：1842 - 1845.

［25］王晓炜，秦志丰．华蟾素联合希罗达 / 奥沙利铂治疗进展期胃癌［J］.现代中西医结合杂志，2012，21（3）：235 - 238.

第五节　华蟾素类药物在结直肠癌治疗中的应用

　　根据 2019 年中国癌症统计数据显示，恶性肿瘤死亡占居民全部死因的23.91%，且近十几年来恶性肿瘤的发病率、死亡率均呈持续上升态势，肺癌、肝癌、上消化系统肿瘤及结直肠癌、女性乳腺癌等依然是我国主要的恶性肿瘤。结肠癌（colon cancer）和直肠癌（rectal cancer）是仅次于肺癌、胃癌的第三大恶性肿瘤疾病[1]。近年来，随着人们生活水平的提高，饮食结构的改变，其发病率呈明显上升趋势。导致死亡率居高不下的原因在于大多数患者出现症状、发现肿瘤时已属晚期，肿瘤发生了转移而失去有效治疗机会。目前已知 20% ～ 70% 的结直肠癌患者会发生肝脏转移，肺部转移的概率为10% ～ 20%，骨转移的发病率为 6% ～ 10.4%[2]。华蟾素对结直肠癌具有一定的临床疗效，既可单药用于治疗结直肠癌，也可与介入、化疗联合应用，起到增强效果和减轻不良反应的作用。

一、华蟾素类药物在结直肠癌治疗中的临床应用

（一）传统疗法中的应用

　　幸良红等[3]通过注射大剂量华蟾素治疗 36 例晚期大肠癌患者，取得良好效果。肠梗阻 13 例：好转 10 例，无变化 2 例，加重 1 例。血便 20 例：好转 16 例，无变化 4 例。腹水 15 例：5 例基本消除，明显减少 4 例，其余无变化或加重。腹部肿物体积：用药前 30 例患者可不同程度地触及腹内肿物，用药后 21 例有不同程度缩小。腹痛、腹胀 36 例：28 例有不同程度减轻，无变化、加重各 4 例。精神状态、食欲及体力：有明显变化 30 例，无变化、加重各 3 例。韩娜娜[4]采取华蟾素胶囊 +FOLFOX6 方案治疗晚期直肠癌。

结果：研究组总缓解率高于对照组（$P < 0.05$），说明该方案疗效确切，且具有安全性。

朱晨宇等[5]探讨了华蟾素对直肠癌 SW480 细胞的抑制作用及其机制，用 MTT 法检测华蟾素对直肠癌 SW480 细胞增殖的影响；用流式细胞术（flow cytometry，FCM）观察华蟾素对细胞周期的影响；用划痕试验检测华蟾素对直肠癌 SW480 细胞迁移能力的影响；用蛋白质印迹法（Western blot）检测华蟾素对凋亡蛋白 Bcl-2 表达的影响，MTT 法显示华蟾素显著抑制直肠癌 SW480 细胞增殖，其抑制率呈时间及浓度依赖性；FCM 检测发现华蟾素使直肠癌 SW480 细胞的 G2/M 期延长，S 期缩短，周期主要阻滞在 G2/M 期。划痕试验结果显示：华蟾素可降低直肠癌 SW480 细胞的迁移能力；Western blot 结果显示华蟾素可使 Bcl-2 蛋白表达水平降低。华蟾素能够抑制直肠癌 SW480 细胞的生长，并阻滞细胞周期在 G2/M 期，抑制其迁移，其机制可能与影响凋亡蛋白 Bcl-2 的表达相关。

另外，沈国强[6]的研究表明华蟾素对 TGF-β1 诱导的人结肠癌 SW480 细胞的上皮间质化（epithelial-mesenchymal transition，EMT）有抑制作用，能够抑制 TGF-β1 诱导的人结肠癌 SW480 细胞的增殖活力，并降低其侵袭与迁移能力。

（二）特殊途径给药

1. 介入治疗 介入治疗（interventional treatment）是介于外科、内科治疗之间的新兴治疗方法，包括血管内介入和非血管介入治疗。近几年，与华蟾素相结合的介入治疗主要以血管内介入为主，包括联合 TACE 术治疗中晚期肝癌，以及通过经皮肝穿刺治疗门静脉癌栓。

施航等[7]探讨了华蟾素注射液肝动脉灌注配合 XELOX 方案[（卡培他滨 1000mg/m² 口服，2 次 / 天（第 1 ～ 14 天），奥沙利铂 130mg/m² 静脉滴注 d1，3 周为 1 周期，共 4 周期）]治疗结肠癌肝转移的疗效。将 86 例首次接受 XELOX 方案一期化疗的结肠癌术后肝转移患者随机分成治疗组（46 例）

和对照组（40 例），治疗组加用华蟾素注射液 50ml 每天肝动脉灌注 1 次，每用药 5 天停 2 天，以 3 周为 1 周期，共 4 周期。4 个周期治疗结束后评价两组效果。结果两组近期有效率及血液不良反应差异有统计学意义（$P < 0.05$）；两组生存质量 KPS 差异无统计学意义（$P > 0.05$）。

2. 腔内灌注治疗 腔内灌注治疗是华蟾素近几年临床应用中另一个比较突出的使用方式。腹腔灌注属于中医外治法范畴，能使药物直达病所，有效增加药物的局部浓度和作用时间，从而达到提高疗效和降低全身不良反应的作用。华蟾素的主要成分为吲哚生物碱类和甾体类强心苷，其中甾体类强心苷成分为蟾毒灵、蟾毒精，是抗肿瘤的主要作用成分，而强心苷类药物无须经过肝脏代谢活化便可发挥药用，这为华蟾素腔内注射治疗恶性肿瘤及相关并发症提供了理论基础，同时胸腔解剖结构也为腔内灌注治疗提供了条件[8]。

恶性腹水是由各种恶性肿瘤引起的腹水，多由肿瘤进展或转移引起。肠道肿瘤 10% ～ 15% 均会发生恶性腹水，并且预后差，尤以胃肠道来源的腹水最差，生存期不超过 20 周[9,10]。因此，有效减少恶性腹水，并减轻由此引起的相关症状，提高生存质量显得尤为重要。

（1）腹腔灌注：在临床上治疗恶性腹水时往往通过腹腔内注射的方式给药。这种方法的安全性、有效性都优于静脉注射。华蟾素的主要成分之一——甾体类强心苷药物不需要经肝酶代谢，可直接作用于局部的瘤体及血管，直接、迅速发挥药效，这为华蟾素注射液腹腔灌注治疗恶性腹水提供了理论支持，并且由于恶性腹水的产生与脏层、壁层腹膜的受侵袭状况密切相关，故腔内注射华蟾素对于改善腹水产生速度、改善腹水状况有显著疗效[11,12]。

华蟾素注射液治疗消化系统恶性腹水疗效优于非消化系统恶性腹水，局部辨证湿热毒证者优于寒湿毒证者。袁莉等[13]回顾性分析了 102 例恶性腹水患者应用华蟾素注射液腹腔灌注治疗的临床资料。结果腹水量的有效率为 65.7%，腹水中红细胞水平下降 ≥ 25% 者占 61.8%，乳酸脱氢酶下降 ≥ 25% 者占 63.7%、肿瘤标志物下降 ≥ 25% 者占 57.8%。KPS 较治疗前明显升高。

分层统计显示，消化系统恶性腹水疗效优于非消化系统恶性腹水（$P < 0.05$ 或 $P < 0.01$）。102 例患者治疗过程中均未发生严重的不良反应。华蟾素注射液腹腔灌注治疗对消化系统恶性腹水及局部辨证为湿热毒者疗效更佳。庄克川[14] 采用回顾性研究方法，观察 134 例恶性浆膜腔积液患者采用华蟾素注射液腔内灌注治疗前（3 天内）至治疗后第 7、14 天的积液量和质的变化。结果发现，华蟾素注射液腹腔灌注组有效率为 66.67%；按肿瘤转移性质统计，浆膜转移性恶性浆膜腔积液疗效优于淋巴转移性恶性浆膜腔积液的疗效（$P < 0.05$）；按中医局部证候分层统计，湿热毒证患者的有效率为 70.75%，寒湿毒证患者的有效率为 50%，两者比较（$P < 0.05$），差异有统计学意义；患者腹水中红细胞（RBC）、肿瘤标志物水平较治疗前有所下降，进一步证实了华蟾素腔内灌注治疗恶性浆膜腔积液对浆膜转移性、局部湿热毒证者的效果更佳，提示华蟾素注射液腔内灌注治疗恶性浆膜腔积液应以局部辨证为主，兼顾整体辨病，方可发挥更大治疗价值。

王虹蕾[15] 给 36 例胃肠道晚期癌症伴大量腹水患者予以腹腔内注入华蟾素 80～100ml，每周 1 次、3～4 次为 1 个疗程。结果治疗总有效率（CR+PR）为 77.8%，且不良反应轻；俞红霞[16] 观察华蟾素注射液腹腔灌注治疗恶性腹水患者 43 例，发现其腹水量的有效率为 74.4%，腹水肿瘤标志物的有效率为 76.7%。以上均可说明华蟾素注射液腹腔内灌注治疗恶性腹水具有一定疗效。王晓等[17] 将 80 例原发性肝癌恶性腹水患者随机分组，两组在常规药物治疗的基础上，治疗组加用华蟾素腹腔灌注，对照组给予腹腔放液治疗。根据超声检测腹水量变化，治疗组有效率为 95%，明显高于对照组 55%；腹水颜色变化方面，治疗组 100% 恢复澄清，明显高于对照组（55%）。

周琴等[18] 观察华蟾素腔内灌注治疗恶性胸腔积液、腹水患者 30 例，总有效率为 46.67%；在降低积液中红细胞方面，治疗恶性腹水疗效可能较胸腔积液好。说明华蟾素注射液腹腔内灌注治疗恶性腹水具有一定疗效，且考虑其治疗恶性腹水的疗效优于胸腔积液。

汤伟[19]对 2016 年 5 月至 2017 年 2 月北京中医药大学东方医院肿瘤科收治的符合试验入组标准的 20 例恶性腹水患者进行了临床研究。结果表明，华蟾素注射液腹腔灌注治疗可降低腹水中的血管内皮生长因子（vascular endothelial growth factor，VEGF）含量，尤其是对于血性腹水，不仅红细胞含量显著下降，同时 VEGF 含量明显下降，并明显改善了血性腹水颜色。

（2）膀胱灌注：周琴等[20]回顾分析了 16 例（对照组）接受基础治疗（注射用白眉蛇毒血凝酶＋补充造血原料）和 12 例（治疗组）接受华蟾素注射液膀胱灌注联合基础治疗的膀胱癌血尿患者，对患者用药后的止血效果、改善贫血效果、中医局部证候、尿道疼痛症状、KPS、不良反应进行比较。治疗后，治疗组尿中细胞计数减少 ≥ 50% 的占 66.67%，而对照组为 31.25%；治疗组血红蛋白水平增加 ≥ 20 g/L 的占 58.33%，而对照组为 25.00%；治疗组镇痛药物减量 ≥ 50% 的占 62.50%，而对照组为 10.00%；治疗组 KPS 高于对照组，差异有统计学意义（$P < 0.05$）。

刘传波等[21]将 22 例膀胱癌血尿患者分为 2 组，对照组 10 例给予注射用血凝酶治疗，同时补充造血原料，治疗组 12 例在对照组基础上给予华蟾素注射液膀胱灌注，观察两组止血效果、贫血改善效果、生活质量评分变化及不良反应发生情况。治疗后，治疗组止血总有效率和贫血改善总有效率均明显高于对照组（$P < 0.05$）；治疗后，治疗组 KPS 明显高于对照组（$P < 0.05$）；两组均有部分患者在治疗期间出现轻度疼痛、发热等，经对症处理可缓解。表明华蟾素膀胱灌注联合血凝酶可有效控制膀胱癌血尿，减少膀胱出血，改善患者生活质量，且操作方便。

（三）其他给药方式

孙韬等[22]报道了华蟾素其他给药途径，其中包括：①经阴道冲洗治疗直肠癌子宫受侵和阴道黑色素瘤后，分泌物减少；②牙龈癌经华蟾素漱口后，疼痛及出血减少；③乳腺癌右侧臀部溃破，用华蟾素外敷后疼痛缓解；

④瘤内注射的方式治疗右臀部恶性肿瘤、腮腺淋巴瘤、舌底部鳞状细胞癌后，肿瘤体积缩小，疼痛等不适症状减轻，患者生活质量得到提高。

二、华蟾素类药物在治疗结肠癌的机制

研究认为，华蟾素治疗结肠癌的机制与细胞凋亡有关。另有研究认为，华蟾素抗结肠癌细胞的机制可能为引起 DNA 无规则断裂而导致的细胞死亡。沈欣等[23]观察了不同浓度华蟾素对结肠癌 SW480 细胞生物学行为的影响，通过光镜观察发现，与未经华蟾素干预的细胞相比，经华蟾素干预的 SW480 细胞表面皱缩，脱壁漂浮，密度减少，增殖速度明显减慢。通过 MTT 实验观察到 SW480 细胞的抑制率随着华蟾素浓度的增加及作用时间的延长而逐渐升高，并且随着华蟾素浓度的升高，细胞凋亡比例逐渐上升，当华蟾素浓度达到 0.1mg/L 时，凋亡率与未经华蟾素干预的细胞比较，差异有统计学意义。通过 Transwell 小室实验发现，经华蟾素干预后，结肠癌 SW480 细胞的侵袭能力明显下降。

张振玉等[24]研究了华蟾素对人结肠癌 LOVO 细胞的杀伤作用，通过 MTT 实验发现华蟾素对结肠癌 LOVO 细胞有直接杀伤作用，2.0mg/ml 的华蟾素与结肠癌 LOVO 细胞共培养后，对肿瘤细胞的抑制率（inhibition ratio，IR）达到 21.9%，与顺铂杀瘤效果相当。但是通过 DNA 琼脂糖凝胶电泳未发现华蟾素作用组中有凋亡小体产生，电泳也未有凋亡的梯形条带，认为华蟾素抗结肠癌 LOVO 细胞的机制可能为引起 DNA 无规则断裂而导致的细胞死亡，与细胞凋亡无关。

使用华蟾素注射液腹腔灌注治疗恶性腹水后，腹水颜色由血性变为黄色、腹水中红细胞数明显降低[25]。其原因可能是华蟾素注射液能够抑制肿瘤新生血管形成。血管内皮生长因子通过与血管内皮生长因子受体–2（vascular endothelial growth factor receptor–2，VEGFR-2）结合发挥作用，介导新生血管形成、增加血管通透性等一系列重要生理和病理过程[26]。VEGF 及其受体是

促进血管生成的主要参与因子，临床观察发现，在消化道肿瘤诱发的恶性腹水中均有 VEGF 的高表达，可见 VEGF 与恶性腹水的形成关系密切[27]。

胡叶[28]从基因和蛋白层面证实华蟾素注射液对结肠癌血性腹水中信号通路 VEGF 表达的调节作用，明确了华蟾素注射液对 VEGF 及其受体的下调作用，同时发现华蟾素注射液虽对 VEGF 及其受体均有抑制作用，但对 VEGFR-2 的抑制尤其明显。进一步揭示了华蟾素注射液治疗结肠癌血性腹水的可能机制是下调 VEGF 及其受体，特别是降低 VEGFR-2 的表达，抑制肿瘤新生血管形成。

参考文献

[1] 郑荣寿，孙可欣，张思维，等. 2015 年中国恶性肿瘤流行情况分析[J]. 中华肿瘤杂志，2019，41（1）：19-28.

[2] 洪若熙，罗健. 结直肠癌骨转移的诊治现状和进展[J]. 中国肿瘤防治杂志，2013，20（20）：1619-1622.

[3] 幸良红，罗文安. 华蟾素治疗晚期大肠癌 36 例[J]. 医药导报，2001，20（10）：625.

[4] 韩娜娜. 华蟾素胶囊联合 FOLFOX6 方案治疗 79 例晚期直肠癌的临床研究[J]. 北方药学，2019，16（2）：89-90.

[5] 朱晨宇，王广胜，杨振华，等. 华蟾素对直肠癌 SW480 细胞生长影响的实验研究[J]. 现代肿瘤医学，2016，24（15）：2356-2359.

[6] 沈国强，华蟾素抑制 TGF-β1 诱导的人结肠癌 SW480 细胞上皮-间质化的实验研究[D]. 福州：福建医科大学，2016.

[7] 施航，董晶，陆宁，等，华蟾素注射液肝动脉灌注配合 XELOX 方案治疗结肠癌肝转移疗效观察[J]. 现代实用医学，2014，26（2）：175-176.

[8] 吴喜燕，高慧敏，王智民. 蟾蜍类药材化学成分研究进展[J]. 中国实

验方剂学杂志，2010，16（14）：207-214.

［9］John CF，Kupferling S，Oskay-Ozcelik G.A survey of treatment approaches of malignant ascitesin Germany and Austria［J］.Support Care Cancer，2015，23（7）：2073-2079.

［10］任习芳，陈岳祥，谢渭芬.恶性腹水治疗现状及对策［J］.中华消化杂志，2006，28（8）：573-576.

［11］汤伟，胡凯文.华蟾素抗恶性肿瘤的临床应用进展［J］.中医药导报，2017，23（12）：41-44.

［12］高飞宇.华蟾素腹腔灌注治疗恶性腹水的耐受性观察［M］.北京：北京中医药大学，2018.

［13］袁莉，孙韬，周琴，等.华蟾素注射液腹腔灌注治疗恶性腹水102例的临床观察［J］.中国医药导报，2014（22）：54-59.

［14］庄克川.华蟾素注射液腔内灌注治疗恶性浆膜腔积液的回顾性研究［D］.北京：北京中医药大学，2015.

［15］王虹蕾.华蟾素腹腔内注射治疗癌性腹水36例［J］.职业与健康，2009，25（23）：2641-2642.

［16］俞红霞.华蟾素注射液腹腔灌注治疗恶性腹水的应用与护理［J］.中国医药导报，2014，11（30）：101-104.

［17］王晓，曾震军，陈欣菊.华蟾素腹腔灌注治疗原发性肝癌恶性腹水的疗效观察［J］.中国医药指南，2015，13（33）：20-21.

［18］周琴，左明焕，李泉旺，等.基于中药寒热属性理论使用华蟾素治疗恶性胸腹水的临床研究［J］.现代中医临床，2013（4）：11-14.

［19］汤伟.华蟾素注射液腹腔灌注治疗恶性腹水及其VEGF表达的研究［J］.北京：北京中医药大学，2017.

［20］周琴，孙韬，李泉旺，等.华蟾素治疗膀胱癌血尿的回顾性临床观察［J］.现代中医临床，2016，23（2）：1-4.

［21］刘传波，姜敏，李泉旺，等 . 华蟾素膀胱灌注治疗老年膀胱癌血尿疗效观察［J］. 现代中西医结合杂志，2016，25（18）：1985-1987.

［22］孙韬，张誉华，左明焕 . 华蟾素注射液外治法多途径治疗恶性肿瘤疗效观察［J］. 中华中医药杂志，2014，29（8）：2691-2694.

［23］沈欣，原翠林 . 华蟾素对结肠癌细胞 SW480 生物学行为的影响［J］. 中国医疗前沿，2011，6（14）：7-8.

［24］张振玉，张昆和，王崇文，等 . 华蟾素对三种消化系统肿瘤细胞杀伤机制研究［J］. 中药药理与临床，1999，15（5）：28-29.

［25］周琴 . 华蟾素注射液胸腹腔灌注治疗恶性胸腹腔积液的临床研究［D］. 北京中医药大学，2012.

［26］Olsson A K，Dimberg A，Kreuger J，et al. VEGF receptor signalling in control of vascular function［J］，Nature Reviews Molecular Cell Biology，2006，7（5）：359.

［27］Becker G. Medical and palliative management of malignant ascites［J］，Cancer Treatment & Research，2007，134（134）：459.

［28］胡叶 . 华蟾素注射液干预结肠癌血性腹水中 VEGF 表达的机制研究［D］. 北京：北京中医药大学，2018.

第六节　华蟾素类药物在其他恶性肿瘤治疗中的应用

一、华蟾素类药物在胰腺癌治疗中的应用

胰腺癌是预后不良的恶性肿瘤之一，其发病率近年来呈上升趋势，由于难以早期确诊，增加了手术的局限性。胰腺癌对放化疗不敏感，已经成为难治的消化道肿瘤之一。临床上华蟾素治疗胰腺癌已有报道，关于华蟾素治疗胰腺癌的机制集中在免疫调节、抑制癌细胞的细胞周期、促进癌细胞凋亡等方面。欧阳华强等[1]将人胰腺癌 CFPAC-1 细胞接种于裸小鼠右前肢腋下皮下，建立荷瘤模型。给予华蟾素治疗 5 周后，眼眶取血，使用酶联免疫吸附法检测血清 IL-6、IL-8，可溶性血管细胞黏附分子 -1（sVCAM-1）含量。结果发现，华蟾素组 CFPAC-1 裸鼠移植瘤质量下降，血清中 IL-6、IL-8、sVCAM-1 水平显著降低，表明华蟾素对裸小鼠胰腺癌移植瘤模型有明显的抑瘤作用，其作用机制可能与下调细胞因子 IL-6、IL-8 和 sVCAM-1 的表达有关。

董海涛等[2]通过 130 例胰腺癌患者的临床分析发现，动脉介入治疗的同时给予华蟾素注射液 25ml，1 次 / 天，连续给予 28 天，患者总有效率为 29.23%，6 个月、1 年及 2 年生存率明显提高。结论认为华蟾素结合动脉灌注化疗能提高治疗胰腺癌的疗效。

二、华蟾素类药物在食管癌治疗中的应用

晚期食管癌在临床上的治疗通常以化疗为主。有研究表明，食管癌患者在接受化疗的同时联用或单用华蟾素可以明显改善食管癌患者的生活状况。

许杰超[3]选取了晚期食管癌患者为研究对象，发现在常规化疗的同时，给予华蟾素注射液 20ml/d，15 天为 1 个疗程，共 3 个疗程。患者治疗的总有效率明显提升，达到 81.7%，高于单用化疗治疗的患者（35%），并且合用华蟾素的患者的精神行为状况明显较单纯化疗好，白细胞下降较少。表明华蟾素具有以下作用：①可以保护患者全身功能；②具有一定的升白细胞作用；③抗骨髓抑制作用。王卓敏等[4]将 56 例患者随机均分为两组，分别采用华蟾素联合伽马刀治疗（治疗组）和伽马刀单独治疗（对照组），治疗组在使用伽马刀治疗的同时给予华蟾素 20 ~ 30ml 静脉注射，1 次 / 天，连续3 ~ 4 周后，发现治疗组梗阻症状总缓解率、影像学总缓解率明显高于对照组（$P < 0.05$），急性放射性食管炎等不良反应发生率明显降低。结论认为，华蟾素注射液联合伽马射线立体定向放射治疗中晚期食管癌患者，临床症状缓解率高，不良反应少，患者耐受性好。刘明等[5]选择了 22 例失去手术治疗机会或拒绝手术或不适宜接受放化疗的患者，给予华蟾素注射液 10ml，3次 / 天，以口服 5 天，停药 2 天的方式循环给药。研究发现，给予华蟾素后，患者吞咽梗阻的现象得到改善，从治疗前只能吞咽流质饮食（15/22）到治疗后大部分可以吞咽半流质饮食（16/22）。患者恶心、呕吐、纳呆、腹胀、胸骨后疼痛、声音嘶哑等症状亦得到改善，华蟾素在改善患者生活质量、带瘤存活、延长生存期方面，具有明显效果。

三、华蟾素类药物在鼻咽癌治疗中的应用

对于晚期鼻咽癌患者，有学者认为华蟾素配合 DF 方案（DDP+5-FU）化疗可明显改善肿瘤本身的临床证候，具有良好的延长生存期作用，可以显著提高疾病的治疗效果。王保民和李弋等课题组[6, 7]分别将鼻咽癌患者随机分为治疗组和对照组，治疗组应用华蟾素配合 DF 方案化疗，而对照组仅单独应用 DF 方案治疗。结果发现，治疗组与对照组在总缓解率、生存质量变化、证候变化三方面比较，前者均高于后者。

四、华蟾素类药物在乳腺癌治疗中的应用

郭宁等[8]将 120 例晚期乳腺癌患者作为研究对象，探讨了华蟾素胶囊联合注射用吡柔比星治疗晚期乳腺癌的临床疗效。对照组静脉注射用吡柔比星 50 mg/m²，1 次 / 天；治疗组在对照组治疗的基础上口服华蟾素胶囊，4 粒 / 次，3 次 / 天。4 周为 1 个疗程，两组患者均持续治疗 2 个疗程。结果显示：治疗组患者客观缓解率（56.67%）显著高于对照组患者客观缓解率（46.67%），两组差异具有统计学意义（$P < 0.05$）；治疗组患者临床控制率（78.33%）显著高于对照组患者临床控制率（68.33%），两组差异具有统计学意义（$P < 0.05$）。治疗后，两组患者生理状态评分、心理状态评分、躯体功能评分、社会功能评分均显著升高，两组差异具有统计学意义（$P < 0.05$）；并且治疗组患者生活质量评分显著高于对照组，两组比较差异具有统计学意义（$P < 0.05$）。治疗后，两组患者糖类抗原 125（CA125）、糖类抗原 153（CA153）和癌胚抗原（CEA）水平均显著降低，差异具有统计学意义（$P < 0.05$）。对照组患者复发率（16.67%）显著高于治疗组患者复发率（5.00%），两组比较差异具有统计学意义（$P < 0.05$）。治疗组患者生存率（81.67%）显著高于对照组患者生存率（58.33%），两组比较差异具有统计学意义（$P < 0.05$）。结论：华蟾素胶囊联合注射用吡柔比星治疗晚期乳腺癌具有较好的临床疗效，显著改善患者生活质量，改善患者相关肿瘤标志物水平，安全性较高，值得临床推广。

五、华蟾素类药物在胆囊癌治疗中的应用

有报道称，华蟾素联合化疗治疗局部转移胆囊癌能够取得较好的临床效果。Qin 等[9]采用华蟾素联合吉西他滨、奥沙利铂治疗局部转移胆囊癌患者 25 例，结果有 23 例患者可作评估，8 例患者症状部分改善，占 34.8%；7 例患者病情稳定，占 30.4%；疾病控制率占 65.2%；另 8 例患者癌症进展，占

34.8%；进展患者和癌症控制患者的平均存活时间分别为 5.8 个月和 10.5 个月，所有患者的生活质量均有所提高。

六、其他

此外，据文献报道[10-15]，华蟾素联合化疗对大肠癌、乳腺癌、食管癌、白血病等其他恶性肿瘤，均具有较好的疗效。

参考文献

[1] 欧阳华强，谢广茹，潘战宇，等. 华蟾素对人胰腺癌 CFPAC-1 移植瘤裸鼠血清 IL-6I，L-8 及 sVCAM-1 表达的影响［J］.中国中药杂志，2011，36（19）：2731-2733.

[2] 董海涛，贺用和. 华蟾素联合动脉介入治疗中晚期胰腺癌 130 例［J］.中国新药杂志，2007，16（17）：1403-1404.

[3] 许杰超. 华蟾素注射液治疗中晚期食管癌患者疗效观察［J］.临床心身疾病杂志，2008，14（4）：364-365.

[4] 王卓敏，李宏斌，李迎春，等. 华蟾素配合立体定向放射治疗中晚期食管癌 28 例［J］.临床医药，2010，19（17）：61-62.

[5] 刘明，褚玄仁. 口服华蟾素注射液配合中药辨证治疗中晚期食管癌 22 例［J］.中国中医药信息杂志，2002，9（8）：50-51.

[6] 王保民，李戈. 华蟾素配合 DF 方案治疗晚期鼻咽癌临床观察［J］.辽宁中医杂志，2004，31（11）：926-932.

[7] 李弋，王利. 华蟾素配合 DF 方案治疗晚期鼻咽癌的疗效观察［J］.辽宁中医杂志，2006，33（5）：559-563.

[8] 郭宁，李彩霞，朱德森，等. 华蟾素胶囊联合吡柔比星治疗晚期乳腺癌的临床研究［J］.现代药物与临床，2019，34（1）：200-204.

［9］Qin TJ，Zhao XH，YunJ，et al. Efficacy and safety of gemcitabine oxaliplatin combined with huachansu inpatients with advanced gallbladder carcinoma ［J］.World J Gastroenterol，2008，14（33）：5210-5216.

［10］幸良红，罗文安.华蟾素治疗晚期大肠癌36例［J］.医药导报，2001，20（10）：625-627.

［11］曾叶，潘建青，任燕，等.雷公藤内酯醇和华蟾素抗乳腺癌的实验研究［J］.陕西中医，2005，26（11）：1259-1260.

［12］张莉，李军民，王焰，等.华蟾素协同依托泊苷诱导单核细胞白血病细胞凋亡［J］.内科理论与实践，2007，2（2）：114-117.

［13］陈燕平，刘秀娟.华蟾素注射液配合化疗治疗晚期恶性肿瘤临床观察［J］.实用中西医结合临床，2003，3（2）：18-20.

［14］田洪文，于洪梅，冯琦.华蟾素配合NP方案治疗恶性肿瘤临床分析［J］.航空航天医药，2006，17（2）：80-86.

［15］薛鹏，李林潞，徐芃芃，等.干蟾皮在治疗小细胞肺癌中的应用［J］.中华中医药学刊，2019，37（6）：1356-1358.

第七节　华蟾素类药物在癌性疼痛治疗中的应用

　　癌性疼痛又称癌症痛，即恶性肿瘤引起的疼痛，是恶性肿瘤中晚期患者常见并难以忍受的主要症状之一。约有 15% 的早期癌症患者伴有疼痛，60%～90% 的晚期癌症都伴有不同程度的癌性疼痛，其中 70% 以疼痛为主要症状。在癌症患者中，50% 患者以上为中重度疼痛，30% 癌症患者为剧烈甚至难以忍受的疼痛，约有 70% 患者癌性疼痛难以有效缓解。有效控制癌性疼痛是改善患者生活质量的重要手段之一，是肿瘤内科姑息治疗的研究难点、热点。华蟾素因具有抗肿瘤和镇痛双重作用，在临床肿瘤治疗领域有着广泛的应用前景。近年来应用中药华蟾素单用、联合化疗药物使用等方面取得了较好疗效。

一、华蟾素类药物在癌性疼痛治疗中的应用

（一）单用华蟾素类药物治疗癌性疼痛

　　1. 肝癌疼痛　　华蟾素具有良好的抗肿瘤与镇痛双重作用，可单用、联合化疗药、联合针灸使用。王爱平等[1]用华蟾素注射液对 25 例肝癌患者进行治疗，发现华蟾素注射液在控制肝肿瘤生长的同时可缓解癌性疼痛，总有效率高达 92%，且不良反应轻微，尤其适合身体状况较差的患者及老年患者应用。蒋芹等[2]用大剂量华蟾素注射液对 45 例原发性肝癌患者进行治疗，结果用药后 32 例患者肝区疼痛均有不同程度的缓解，其中 10 例无须再用镇痛药，15 例镇痛药的用量减少，7 例虽需继续使用镇痛药，但感觉镇痛效果较以前好，6 例显效患者疼痛完全消失。杨新波[3]研究发现华蟾素对癌性疼痛效果明显，起效快，不良反应低。

2. 骨转移癌性疼痛　许多常见的肿瘤均有向骨转移的倾向，如肾癌、乳腺癌、甲状腺癌、前列腺癌等。一旦肿瘤细胞转移到骨骼系统，随着时间的推移，将诱发骨癌性疼痛，严重影响患者生活质量甚至危及生命。近年来，临床资料表明，华蟾素注射液在治疗骨转移癌性疼痛方面取得了较好的疗效，缓解了患者的癌性疼痛，提高了生活质量。陈映霞等[4]将华蟾素注射液 30ml 加至 500ml 的 5% 葡萄糖溶液中缓慢静脉滴注，治疗骨转移癌性疼痛 30 例，总有效率为 76.7%。卢文娜等[5]用华蟾素治疗骨转移癌性疼痛 32 例：将 30ml 华蟾素加至生理盐水 250 ml 中静脉滴注，每日 1 次，20 天为 1 个疗程，结果 1 个疗程后，有效率达 62.5%。肖震宇等使用华蟾素注射液治疗骨转移癌性疼痛患者，将华蟾素注射液 20 ～ 40ml 加入 500 ml 生理盐水，缓慢静脉滴注，每日 1 次，连用 7 ～ 14 天，也取得了良好疗效，且镇痛迅速，有效率高达 82.14%。特别是有些患者曾使用多种治疗方法无效，而改用华蟾素注射液后取得了较好的疗效。因此，许多临床医师认为华蟾素注射液是治疗骨转移癌疼痛的有效药物，具有镇痛效果好、不良反应小、价格低、使用方便且安全可靠的优点。

（二）联合应用华蟾素胶囊治疗癌性疼痛

赵小青[6]研究了华蟾素胶囊治疗癌性疼痛的临床疗效。方法：随机将 60 例恶性肿瘤患者平均分为对照组和试验组，对照组进行常规西医镇痛治疗，试验组在西医基础上加用中医治疗。结果：试验组患者焦虑抑郁评分及疼痛评分均低于对照组，试验组患者不良反应的发生率低于对照组，差异具有统计学意义（$P < 0.05$）。

林旭[7]按照就诊顺序将 72 例癌性疼痛患者平均分成对照组与观察组。对照组予以常规癌性疼痛治疗，观察组在对照组基础上予以华蟾蜍胶囊治疗，两组患者均持续治疗 2 周。结果：观察组患者临床疗效优于对照组（$P < 0.05$）。治疗前两组患者营养风险筛查（nutritional risk screening，NRS）评分、KPS 比较，差异无统计学意义；治疗后观察组患者 KPS 与 NRS 评分高于对照组，

药物起效时间短于对照组,便秘、恶心发生率低于对照组($P < 0.05$);两组患者呕吐、头晕、嗜睡、排尿困难及其他不良反应发生率比较差异无统计学意义。

董雪山等[8]探讨了硫酸吗啡缓释片联合华蟾素胶囊治疗癌性疼痛的临床疗效。方法:收治癌性疼痛患者240例,随机分为对照组和观察组。对照组采用硫酸吗啡缓释片治疗,观察组采用硫酸吗啡缓释片联合华蟾素胶囊治疗,比较两组治疗效果。结果:治疗后观察组总有效率、NRS评分、KPS、镇痛起效时间、镇痛持续时间和硫酸吗啡缓释片日均用量均明显优于对照组($P < 0.01$)。可见硫酸吗啡缓释片联合华蟾素胶囊治疗癌性疼痛能明显提高患者疼痛治疗效果和生活质量,并且能降低硫酸吗啡缓释片的日均用量。

缪延栋等[9]探讨华蟾素胶囊治疗癌性疼痛的疗效和安全性。方法:将46例符合纳入标准的癌性疼痛患者随机平均分为试验组和对照组,两组患者均根据疼痛评分按照癌性疼痛三阶梯原则服用双氯芬酸钠缓释片、洛芬待因缓释片、硫酸吗啡缓释片等药物;试验组在对照组基础上加用华蟾素胶囊治疗0.5g/次,3次/天,饭后口服,两组患者均持续治疗4周。结果:治疗后试验组疼痛缓解率高于对照组,试验组NRS评分低于对照组、KPS高于对照组,治疗后简明疼痛问卷表(brief pain questionnaire,BPQ)评分及各单项评分均优于对照组,试验组厌食、便秘、呕吐的发生率均低于对照组,以上各项比较差异均有统计学意义($P < 0.05$)。

(三)联合应用华蟾素类药物治疗各类癌性疼痛

1. 肝癌疼痛 华蟾素不仅能够单独用于肝癌疼痛的治疗,而且与化疗药物合用也能较好地控制癌性疼痛。陶晨等[10]观察芬太尼透皮贴剂联合华蟾素对46例肝癌疼痛患者的镇痛效果,结果:治疗后疼痛强度明显减弱,缓解率达80.4%。舒小红等[11]用华蟾素注射液联合5-氟尿嘧啶(5-FU)治疗中晚期原发性肝癌,对照组29例以5-FU 0.5~0.75g加至500ml的5%葡萄糖溶液中静脉滴注,每天1次,连用5天,治疗组29例在对照组基础上，采用华蟾素注射液 30 ml 加至 500ml 的 5% 葡萄糖溶液中静脉滴注，每天 1 次，连用 10 天。两组共治疗 1～2 个疗程。结果显示治疗组疼痛缓解率为 85%、对照组为 44.4%，两组比较差异有统计学意义（$P < 0.05$），表明华蟾素注射液联合 5-FU 能明显缓解中晚期原发性肝癌疼痛，改善患者的生活质量。

王新亭等[12]探讨了华蟾素注射液联合吗啡缓释片治疗原发性肝癌癌性疼痛的临床疗效，采用随机数字表法将 40 例原发性肝癌中晚期伴中重度疼痛的患者平均分为观察组和对照组。对照组患者给予吗啡缓释片口服治疗，观察组患者在对照组基础上给予华蟾素静脉滴注，均治疗 14 天。结果治疗前，两组患者 VAS 比较，差异无统计学意义（$P > 0.05$）；治疗后，两组患者 VAS 均低于治疗前，且观察组低于对照组，差异均有统计学意义（$P < 0.05$）。观察组患者治疗全程吗啡用量小于对照组，差异有统计学意义（$P < 0.05$）。观察组患者生存质量改善率高于对照组，差异有统计学意义（$P < 0.05$）。可见华蟾素联合吗啡缓释片能够有效缓解原发性肝癌癌性疼痛，有助于减少吗啡用量，提高患者生存质量。

2. 胃癌疼痛　胃癌在我国的发病率和死亡率居各种恶性肿瘤的首位。早期胃癌以手术治疗为主，但中晚期胃癌患者失去了最佳手术机会，且常伴有难以忍受的疼痛，这成为严重影响患者生活质量的主要原因。临床资料表明，华蟾素联合羟基喜树碱（hydroxy camptothecin，HCPT）治疗晚期胃癌能明显缓解疼痛，改善患者的生活质量，是一种安全有效的姑息治疗方法。张志强等[13]将 60 例晚期胃癌患者随机均分为两组：对照组 30 例给予 5mg HCPT（加至 100ml 的 0.9% 氯化钠溶液中），治疗组在对照组基础上给予 20ml 华蟾素（加至 250ml 的 0.9% 氯化钠溶液中），静脉滴注，每天 1 次，共治疗 5 天；两组均治疗 3 周。结果治疗组疼痛缓解率为 83.3%，而对照组疼痛缓解率为 43.3%。王玉华[14]也发现华蟾素注射液联合化疗较单纯化疗组能更好地改善胃癌患者的脘腹疼痛，并提高胃癌患者的生活质量。

3. 肺癌疼痛　肺癌是常见的恶性肿瘤之一，其中 80% 以上为非小细胞肺癌，确诊时大多为中晚期，彻底根治的概率很小，而此时提高患者的生活质量则成为更为重要的目标。约 90% 的晚期肺癌患者伴有各种各样的疼痛，因此减缓疼痛显得至关重要。邓俭[15]采用静脉滴注华蟾素注射液联合分子靶向药物吉非替尼治疗晚期非小细胞肺癌患者 42 例，取得较好疗效。将华蟾素注射液 20ml 加至 500ml 的 5% 葡萄糖注射液中，静脉滴注，每天 1 次，同时于每日早餐后 1h 口服吉非替尼 0.25g，每天 1 次，30 天为 1 个疗程。结果：治疗 2 周后 39 例患者的精神状况有不同程度的好转，19 例疼痛程度减轻，16 例患者停服镇痛药，4 例镇痛药的使用量大大减少。王燕萍等[16]发现，华蟾素注射液联合紫杉醇与顺铂改善原发性非小细胞肺癌患者的生活质量较仅用紫杉醇与顺铂好。将 120 例患者随机均分为治疗组与对照组，两组均采用紫杉醇 135mg/m² 静脉滴注，每天 1 次，顺铂 25mg/m² 静脉滴注，每 1 ～ 3 天 1 次，21 天为 1 个疗程，连续进行 2 个疗程的治疗；治疗组在治疗期间每天加用华蟾素注射液 20ml 静脉滴注。治疗后，2 组疼痛缓解的有效率分别为 61.1% 和 33.3%，治疗组明显高于对照组，说明华蟾素注射液能显著缓解非小细胞肺癌患者的疼痛。苗朝良等[17]用华蟾素注射液联合化疗治疗晚期非小细胞肺癌患者 43 例，并以单纯化疗 44 例做对照。两组患者均接受 NP 方案（异长春碱和顺铂）：异长春花碱 30mg/m²（第 1、8 天），顺铂 30mg/m²（第 1 ～ 3 天，21 天 重复给药），均静脉滴注，每例患者均完成 3 个疗程以上的化疗，有效者继续化疗，最多化疗 6 个周期；两组中的联合用药组同时以华蟾素注射液 20ml（加至 250ml 的生理盐水中）静脉滴注，每天 1 次，5 天为 1 个疗程，连续使用 3 ～ 6 个疗程。结果：联合用药组患者疼痛完全缓解 10 例，部分缓解 13 例，总缓解率 53.5%；对照组完全缓解 4 例，部分缓解 9 例，总缓解率 29.5%，而且联合用药组的不良反应也少于对照组。表明联合用药组患者疼痛的改善优于单用化疗的对照组，进一步提示华蟾素注射液能显著改善非小细胞肺癌患者的生活质量，且不良反应少。

刘金涛[18]探讨了华蟾素胶囊辅助治疗非小细胞肺癌的临床效果。根据不同治疗方法分为两组，对照组（$n=40$）给予常规化疗治疗，观察组（$n=40$）在对照组基础上给予华蟾素胶囊辅助治疗。结果观察组疼痛缓解率达到了 97.50%，而对照组仅为 75.00%，两组比较差异有统计学意义（$P < 0.05$），还可以帮助缓解疼痛，提高生存率（$P < 0.05$），减少化疗的不良反应（$P < 0.05$）。

（四）特殊途径给药

李泉旺等[19]采用局部靶动脉灌注化疗联合华蟾素泵入方法治疗晚期胰头癌患者 30 例（男 17 例，女 13 例；年龄 40 ～ 73 岁，中位年龄 58 岁；Ⅲ期 13 例，Ⅳ期 17 例），全部病例采用 Seldinger 穿刺技术，放置埋入式输液壶给药，结果在疼痛改善、KPS 增加、体重增加方面有所改善，临床受益率为 53%。在瘤灶控制方面有效率 7.7%，疾病控制率 65.4%，中位疾病进展时间 4.1 个月（1.7 ～ 6.8 个月）。同时 30 例患者生存期为 4.2 ～ 16.4 个月，中位生存期 8.5 个月，1 年生存率 26.7%。

二、华蟾素类药物治疗癌性疼痛的机制

华蟾素类药物治疗癌性疼痛的机制研究详见第二章第四节中的"镇痛作用机制"。

参考文献

［1］王爱平，彭晓彬. 华蟾素注射液治疗肝癌 25 例疗效观察［J］. 中国医药导报，2006，3（23）：122-123.

［2］蒋芹，卞保强，张为民，等. 华蟾素治疗晚期原发性肝癌的临床研究［J］. 临床肿瘤学杂志，2000，5（4）：294-295.

［3］杨新波. 华蟾素胶囊治疗癌性疼痛的临床疗效观察［J］. 中国医药导刊，

2014，16（3）：478-479.

［4］陈映霞，秦叔逵，钱军，等.华蟾素治疗骨转移癌疼痛临床观察［J］.中国肿瘤临床，1996，23（增刊）：127-128.

［5］卢文娜，杨文虞.华蟾素治疗骨转移癌疼痛32例疗效分析［J］.贵阳中医学院学报，2001，23（1）：17-18.

［6］赵小青.探讨华蟾素胶囊治疗癌性疼痛的临床疗效［J］.药品评价，2017，14（5）：59-61.

［7］林旭.华蟾素胶囊治疗癌性疼痛的临床疗效［J］.临床合理用药杂志，2017，10（12）：20-21.

［8］董雪山，李应宏，张宇杰，等.硫酸吗啡缓释片联合华蟾素胶囊治疗癌性疼痛疗效观察［J］.中国社区医师，2018，34（16）：84-85.

［9］缪延栋，全无瑕.华蟾素胶囊治疗癌性疼痛患者的临床观察［J］.中成药，2018，40（9）：2107-2110.

［10］陶晨，郑鄞，张全安，等.芬太尼透皮贴剂联合华蟾素治疗肝癌疼痛46例［J］.中西医结合肝病杂志，2005，15（5）：302-303.

［11］舒小红，谭榜宪.华蟾素联合5-氟尿嘧啶治疗中晚期肝癌近期疗效观察［J］.四川肿瘤防治，2004，17（2）：88-89.

［12］王新亭，张传雷，陈晓琦，等.华蟾素治疗原发性肝癌癌性疼痛的效果观察［J］.保健医学研究与实践，2018，15（6）：36-39.

［13］张志强，汪岩，荣大庆.华蟾素联合羟基喜树碱治疗晚期胃癌的近期疗效［J］.实用医药杂志，2006，23（7）：794-795.

［14］王玉华.华蟾素注射液联合化疗治疗晚期胃癌36例［J］.江西中医药，2009，40（316）：31-32.

［15］邓俭.华蟾素注射液联合吉非替尼治疗晚期非小细胞期肺癌临床观察［J］.中国现代药物应用，2007，1（11）：29-30.

［16］王燕萍，束家和.华蟾素注射液联合化疗药物对原发性非小细胞肺癌

的疗效观察［J］. 世界肿瘤杂志，2009，8（4）：183-184.

［17］苗朝良，于秋凤，梁海峰. 华蟾素注射液联合化疗治疗晚期非小细胞肺癌的临床观察［J］. 中国中西医结合杂志，2007，27（7）：657-658.

［18］刘金涛. 华蟾素胶囊辅助治疗非小细胞肺癌的临床研究［J］. 中国处方药，2018，16（9）：73-74.

［19］李泉旺，何秀兰，孙韬，等. 靶动脉灌注化疗联合华蟾素泵入治疗晚期胰头癌30例［J］. 肿瘤防治研究，2011，38（4）：469-470.

第八节　华蟾素类药物在病毒性肝炎治疗中的应用

对慢性 HBV 携带者及慢性乙型肝炎的抗病毒治疗，虽然目前国内外研究的药物很多，但仍无疗效非常满意的药物。近年来，随着对乙型肝炎发病机制的深入研究，认为其发病机制与 HBV 持续复制及宿主免疫功能低下有关，尤其是与细胞免疫功能低下或缺陷及 HBV 在体内持续复制有关[1]。目前尚无清除体内 HBV 复制的有效药物，筛选有效抗 HBV 或免疫调节药物是治疗 HBV 感染的重要途径。因此，设法提高机体免疫阻断 HBV 复制是当前慢性乙型肝炎治疗中的主要环节。

华蟾素是从我国传统中华大蟾蜍阴干全皮中提取的水溶制剂。药理学研究证实，其有强心、升高白细胞、抗过敏、抗炎消肿、抗癌等作用，具有抗炎、抗病毒、调整免疫及活血化瘀功能。实验表明，华蟾素对小鼠肝细胞 DNA 和 RNA 的生物合成有抑制作用[2]。华蟾素可调节患者的细胞和体液免疫功能，以阻断 HBV 复制，防止乙型肝炎慢性病变和癌变[1]。

一、华蟾素单药在病毒性肝炎治疗中的应用

赵桂鸣[3]采用华蟾素注射液治疗慢性乙型肝炎 50 例，使用甘草酸二铵（甘利欣）为对照组，进行为期 30 天的治疗。结果：HBeAg 阴转率，治疗组 48%、对照组 14%；HBV-DNA 阴转率，治疗组 46.34%、对照组 21.05%。两组数据均有统计学差异（$P < 0.05$）。

葛罡等[4]报道华蟾素注射液治疗慢性乙型肝炎 60 例，治疗结束时和治疗结束后 6 个月，HBeAg 阴转率分别达 51.70% 和 55.00%，HBV-DNA 阴转率均为 63.30%。无论在疗程结束时，还是在疗程结束后 6 个月，治疗组的

HBeAg，HBV-DNA 阴转率及抗 HBe 阳转率均显著高于对照组。

胡建福[5]观察发现，华蟾素对 HBsAg、HBeAg 阴转均有显著促进作用，与对照组相比，差异有统计学意义，治疗组 45 例中 HBsAg 阴转率为 4.44%（2/45），HBeAg 阴转率为 43.33%（13/30），均高于对照组（$P < 0.05$）。HBcAb 阴转率为 50%（5/10），高于对照组（$P < 0.05$），表明华蟾素可促进 HBV 复制指标的阴转，提高了机体对 HBV 的特异性体液免疫水平[6]。说明华蟾素具有一定抗乙型肝炎病毒作用，并能抑制乙型肝炎病毒复制，促进 HBeAg 阴转。

李永华等[7]采用华蟾素治疗慢性乙型肝炎及慢性乙型肝炎病毒（HBV）感染，并采用分组配对观察（各 106 例），从综合疗效来看，治疗组 106 例中显效 18 例，有效 37 例，总有效率 51.9%；对照组显效 8 例，有效 10 例，总有效率 17%；对两组乙型肝炎五项指标的疗效分析可看出（表 3-8-1），治疗组明显高于对照组，尤其是对 HBeAg 及 HBV-DNA 阴转较好，说明华蟾素对 HBV 复制有抑制作用。ALT 复常时间治疗组较对照组慢，但停药后不易反跳，且治疗组 ALT 正常者治疗过程中出现 ALT 升高，表明华蟾素可能使机体细胞免疫功能增强，导致 ALT 一过性升高。

表 3-8-1　治疗后两组乙型肝炎五项指标变化

组别	例数	HBsAg 阴转例数及百分比（%）	HBeAg 阴转例数及百分比（%）	HBV-DNA 阴转例数及百分比（%）	抗 -HBs 阳转例数及百分比（%）	抗 -HBe 阳转例数及百分比（%）
治疗组	106	19（17.9）	49（46.2）	15/40（37.5）	14（13.2）	39（36.8）
对照组	106	10（9.4）	15（14.2）	4/35（11.4）	8（5.7）	12（11.3）

注：表中各项两组比较，P 均 < 0.01

二、华蟾素联合用药在病毒性肝炎治疗中的应用

（一）联合强力宁

傅存玉等[8]联合应用强力宁与华蟾素对慢性活动性肝炎（chronic active hepatitis，CAH）患者进行了观察，68 例患者血清 HBsAg、HBeAg，HBcAb 均阳性，未合并妊娠、心脏病及严重慢性疾病。随机分为 2 组，治疗组 36 例，对照组 32 例。强力宁与华蟾素联合应用对促进肝功能恢复、抑制 HBV 复制有明显作用，不良反应轻微，且价格低廉。

樊万虎等[9,10]研究发现，华蟾素联合强力宁能明显改善慢性活动型乙型肝炎患者的症状，提高肝、脾回缩率，明显改善肝功能指标 ALT、AST / ALT、ALP，明显降低乙型肝炎病毒的复制指标的阳性率，能降低肝纤维化指标，且较对照组有统计学差异（$P < 0.05$）。华蟾素具有一定的改善肝功能作用，能促进肝细胞的修复，保护肝细胞膜，达到降酶作用；具有一定的抗纤维化作用，能明显降低肝纤维化指标值，明显缩小肿大的肝脏和脾脏；具有抑制病毒复制的作用，能明显降低病毒复制指标的阳性率，是一种治疗慢性活动型乙型肝炎的有效药物。

（二）联合丹参

王脉虎等[11]报道了丹参联合华蟾素治疗 40 例乙型肝炎患者的疗效。治疗中应用活血化瘀、疏通开放循环、改变血流变性药物，对提高治愈率有益。丹参具有活血化瘀，改善微循环作用，具有一定的抑制乙型肝炎病毒复制和改善肝脏病理损害作用，还具有较好的细胞免疫调节器调节功能，即通过调整机体的细胞免疫功能紊乱状况而抑制或清除乙型肝炎病毒的复制，达到防治肝炎的目的。两药合用不仅可以活血化瘀、扩张血管、改善微循环，使肝细胞营养与氧的供应得以改善，还可以疏肝生新、促进肝细胞的生理功能趋于正常及降酶作用，对改善、调节、增强机体免疫功能，扶正祛邪有良好的作用。

彭志国等[12]的研究认为，华蟾素联合丹参注射液是治疗慢性乙型肝炎的一种较好的联合用药方法。将 60 例慢性乙型肝炎患者随机分为华蟾素联合丹参组（Ⅰ组）和华蟾素组（Ⅱ组）。Ⅰ组静脉滴注华蟾素和丹参注射液，Ⅱ组单独静脉滴注华蟾素注射液，连续治疗 60 天。结果：两组均能促进 HBeAg、HBV-DNA 转阴和 HBeAb 阳转，但Ⅰ组的降酶、升高白蛋白和降低球蛋白的疗效优于Ⅱ组（$P < 0.05$ 或 $P = 0.05$），肝大回缩疗效明显优于Ⅱ组（$P < 0.01$）。

（三）联合恩替卡韦

崔玲等[13]研究了恩替卡韦联合华蟾素胶囊治疗乙型肝炎后肝癌的临床疗效，发现对乙型肝炎后肝癌患者应用恩替卡韦联合华蟾素胶囊治疗能够有效改善患者的各项临床指标，提高患者生存质量。按照随机数字表法将 100 例乙型肝炎后肝癌患者平均分成两组，对照组仅仅采用华蟾素胶囊治疗，研究组联合恩替卡韦治疗。比较两组患者的临床疗效及治疗前后红细胞计数、白细胞计数、血小板等各项临床指标改善情况。结果：研究组 50 例患者中治愈病例 16 例，显效病例 25 例，有效病例 6 例，总有效率为 94%，对照组 50 例患者中治愈病例 9 例，显效病例 17 例，有效病例 10 例，总有效率为 72%，差异具有统计学意义（$P < 0.05$）；两组患者治疗后的红细胞计数、白细胞计数、血小板数均显著优于治疗前，组间比较时，研究组患者的各项临床指标显著优于对照组，差异具有统计学意义（$P < 0.05$）。

（四）联合干扰素／阿德福韦

华蟾素联合干扰素具有抗病毒协同作用，且在抗病毒治疗过程中能改善肝功能[14]。

虞玲华[15]观察了华蟾素联合干扰素治疗慢性乙型肝炎的疗效，80 例患者随机分为治疗组与对照组。治疗组给予短效干扰素针 600 万 U，每周 3 次，肌内注射；另加华蟾素片 3 片，每日 3 次口服。对照组给予短效干扰素针 600 万 U，每周 3 次，肌内注射。结果：治疗组治疗 24 周、48 周时

HBeAg、HBV-DNA 阴转率、肝功能复常率与对照组比较均有统计学差异。该课题组还观察了华蟾素联合阿德福韦治疗慢性乙型肝炎 48 周的疗效。40 例患者随机分为治疗组与对照组。治疗组给予阿德福韦 10mg/d，每日 1 次口服，华蟾素片 3 片，每日 3 次，口服；对照组给予阿德福韦 10mg/d，每日 1 次，口服。结果：治疗 24、48 周时 HBV-DNA 水平及阴转率，血清 ALT 复常率与对照组比较均有明显的差异。以上表明，华蟾素联合阿德福韦能快速有效地抑制乙型肝炎病毒复制，安全性好[16]。

（五）联合单磷酸阿糖腺苷

周建芳等[17]采用华蟾素注射液联合国产单磷酸阿糖腺苷注射液治疗慢性乙型病毒性肝炎 100 例。其疗效优于单用单磷酸阿糖腺苷的对照组，具体结果见表 3-8-2。

表 3-8-2　治疗后两组血清乙型肝炎病毒标志物阴转情况比较

		HBeAg 阴转（例）	HBV-DNA 阴转（例）	抗 HBeIgM 阴转（例）
治疗组 n=100	治疗结束时	50	40	18
	治疗后 3 个月时	52	43	20
对照组 n=92	治疗结束时	24	21	5
	治疗后 3 个月时	24	22	7

注：两组的各项指标对比，P 值均 < 0.05

（六）联合痰热清

刘晓兰等[18]观察华蟾素注射液联合痰热清治疗慢性乙型肝炎疗效。将 78 例慢性乙型肝炎患者分为两组，治疗组 39 例在常规治疗的基础上应用华蟾素和痰热清注射液，对照组 39 例患者在常规治疗的基础上给予茵栀黄注射液，疗程 1 个月。结果：治疗结束时治疗组临床症状、肝功能指标等明显好于对照组（$P < 0.05$）。结论：华蟾素联合痰热清注射液能有效治疗慢性乙型肝炎并对乙型肝炎引起的肝纤维化小结节有明显的抑制作用。

参考文献

[1] 徐向田. 华蟾素治疗慢性乙型肝炎病毒携带者疗效观察 [J]. 临床医学, 1990, 10 (4): 169-170.

[2] 巫善明, 徐向田, 徐伟民, 等. 华蟾素抗鸭乙型肝炎病毒实验室研究 [J]. 中华传染病杂志, 1995, 13 (1): 25-26.

[3] 赵桂鸣. 华蟾素治疗慢性乙型肝炎的疗效观察 [J]. 传染病药学, 1999, 5 (4): 18-19.

[4] 葛罡, 潘尚平. 华蟾素注射液辅助治疗慢性乙型肝炎60例 [J]. 中国中西医结合杂志, 2002, 22 (3): 230.

[5] 胡建福. 华蟾素治疗乙型肝炎的临床评价 [J]. 河南诊断与治疗杂志, 2002, 5 (4): 288.

[6] 徐向田. 华蟾素治疗慢性乙型肝炎疗效观察 [J]. 中国中西医结合杂志, 1993, 13 (8): 473.

[7] 李永华, 谭林, 王全凤, 等. 华蟾素治疗慢性乙型肝炎疗效观察 [J]. 中国中西医结合杂志, 1994, 6 (S1): 138-139.

[8] 傅存玉, 刘培琳, 石运香, 等. 强力宁与华蟾素联合治疗慢性活动性乙型肝炎疗效观察 [J]. 中西医结合肝病杂志, 1994, 5 (3): 34-35.

[9] 樊万虎, 狄鹏超, 张树林, 等. 华蟾素联合强力宁治疗慢性活动型乙型肝炎 [J]. 中国医院药学杂志, 1997, 6 (7): 38.

[10] 樊万虎, 李芝, 张树林, 等. 华蟾素治疗慢性活动型乙型病毒性肝炎临床疗效观察 [J]. 陕西医学杂志, 1998, 5 (1): 38-40.

[11] 王脉虎, 孙飞雁. 丹参加华蟾素治疗乙型肝炎40例 [J]. 现代医药卫生, 2005 (13): 1714.

[12] 彭志国, 王燕蓓, 郭培正. 华蟾素联合丹参注射液治疗慢性乙型肝炎的疗效观察 [J]. 现代诊断与治疗, 1999, 7 (3): 12-13.

［13］崔玲，王丽.恩替卡韦联合华蟾素胶囊治疗乙型肝炎后肝癌的临床分析
　　　［J］.中国医药指南，2016，14（13）：127–128.

［14］陈密.华蟾素联合干扰素治疗慢性乙型肝炎临床观察［J］.中西医结合
　　　肝病杂志，2000（S1）：50.

［15］虞玲华.华蟾素联合干扰素治疗慢性乙型肝炎临床观察［J］.肝胆胰外
　　　科杂志，2009，21（6）：485–486.

［16］虞玲华，陆其明.华蟾素联合阿德福韦治疗慢性乙型肝炎18例［J］.
　　　江西中医药，2008，3（11）：28–29.

［17］周建芳，王幼萍.华蟾素联合单磷酸阿糖腺苷治疗慢性乙型肝炎100例
　　　［J］.中西医结合肝病杂志，1998，2（S1）：62–63.

［18］刘晓兰，吴南珍，徐鹏飞.华蟾素联合痰热清注射液治疗慢性乙型肝炎
　　　39例临床疗效观察［J］.中国实用医药，2009，4（32）：117–118.

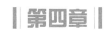

| 第四章 |

华蟾素类药物的临床评价及处理

第一节　华蟾素类药物临床疗效评价

一、华蟾素类药物治疗原发性肝癌临床疗效评价

1. 华蟾素类药物用于肝癌介入治疗　周昕等[1]根据现有临床资料评估了华蟾素注射液用于介入治疗肝癌的临床疗效。利用 Meta 分析的方法综合国内 2000—2008 年华蟾素注射液介入治疗肝癌的临床研究文献 10 篇，评估治疗缓解率、有效率、1 年生存率和 2 年生存率。结果：肝癌患者的缓解率基本没有偏倚，有效率、1 年生存率和 2 年生存率的比值比（OR）呈偏态分布；缓解率、有效率、1 年生存率及 2 年生存率经异质性检验 P 值均＞0.05，可合并研究，采用固定效应模型。其合并 OR 分别为 1.87、2.80、2.55 和 2.61，95% 可信区间分别为 1.39～2.52、1.96～3.99、1.90～3.42 和 1.96～3.48。治疗组的缓解率、有效率、1 年生存率和 2 年生存率均高于对照组，有统计学差异。

2. 华蟾素类药物用于肝动脉化疗栓塞术（TACE）　田怀平等[2]用 Meta分析的方法系统评价华蟾素经肝动脉化疗栓塞术灌注给药治疗中晚期原发性肝癌的疗效及安全性。检索 Pub Med、The Cochrane Library、EMbase、维普（VIP）、万方数据（Wan Fang Data）、CBM 和中国知网（CNKI）数据库，检索时限为从建库至 2015 年 12 月，收集华蟾素经肝动脉栓塞术治疗中晚期原发性肝癌的临床试验，最终纳入 7 项研究，共计 360 例肝癌患者。Meta 分析结果显示：华蟾素经肝动脉栓塞术灌注治疗中晚期原发性肝癌，疗效和肝动脉化疗栓塞治疗相当，但能够明显改善生活质量，减少部分不良反应。华蟾素经肝动脉化疗栓塞灌注给药治疗原发性肝癌是一种较好的治疗方案。

3. 华蟾素类药物联合肝动脉栓塞化疗　樊新星等[3]评价了华蟾素注射液联合 TACE 治疗肝癌的疗效与安全性。通过计算机检索，收集华蟾素注射液联合 TACE 治疗肝癌的文献资料，运用 Meta 分析方法对治疗进行定量综合评价。共纳入 8 篇文献，Meta 分析结果显示，静脉滴注华蟾素联合 TACE 治疗在患者瘤体缓解率、患者 1 年存活率、2 年存活率和生存质量提高率方面均高于单纯 TACE 治疗。华蟾素注射液联合 TACE 治疗肝癌患者有效，其效果优于对照组。受纳入文献的质量限制，结果尚需高质量大样本的随机双盲对照试验的验证。

Wu 等[4]通过 Meta 分析评价华蟾素注射液联合 TACE 治疗中晚期肝癌的临床疗效，共纳入 9 篇文献，659 例患者（333 例治疗组，华蟾素注射液联合 TACE 治疗；326 例对照组，单纯 TACE 治疗）。结果显示，华蟾素注射液联合 TACE，可有效提高客观缓解率（$P < 0.01$），患者 2 年生存率明显高于对照组（$P=0.001$）。

荣震等[5]采用 Meta 分析的方法系统评价了华蟾素注射液联合 TACE 治疗原发性肝癌的临床疗效。符合纳入标准的随机对照试验共 15 篇，涉及 1225 例患者，其中 615 例采用华蟾素注射液联合 TACE 治疗，610 例采用单纯 TACE 治疗。华蟾素注射液联合 TACE 治疗在改善近期疗效有效率、生活质量评分稳定率、患者 1 年及 2 年生存率、甲胎蛋白下降率等方面均优于单纯 TACE 治疗，差异均有统计学意义（$P < 0.05$ 或 $P < 0.01$）。但不良反应发生率，如降低白细胞及血小板下降的发生率，两组比较差异均无统计学意义（$P > 0.05$）。华蟾素注射液联合 TACE 治疗原发性肝癌的疗效优于单纯 TACE 治疗，并且比单纯 TACE 治疗更能提高近期疗效的有效率、生活质量评分稳定率、患者 1 年及 2 年生存率，能降低甲胎蛋白。以上表明，华蟾素在 TACE 术的联合应用中安全性较高，且能有效控制肿瘤。

田怀平等[6]采用 Meta 分析的方法，评价华蟾素联合 TACE 治疗原发性肝癌的疗效及安全性。计算机检索 Pub Med、The Cochrane Library、

EMbase、VIP、Wan Fang Data、CBM 和 CNKI 数据库，检索时限为从建库至 2015 年 10 月，收集华蟾素联合 TACE 治疗原发性肝癌的临床试验。共纳入 19 项研究，1481 例肝癌患者。Meta 分析结果显示：华蟾素联合 TACE 治疗原发性肝癌，可以提高近期疗效和远期疗效，改善生活质量，部分减少不良反应。结论：华蟾素联合 TACE 原发性肝癌优于单纯 TACE 治疗。

林清等[7]评价了华蟾素注射液联合 TACE 治疗中晚期原发性肝癌的疗效和安全性。通过计算机全面检索 Cochrane Library、Pubmed、CNKI、VIP、Wan Fang Data 中华蟾素注射液联合 TACE 治疗原发性肝癌的随机对照试验，检索时间为 2009 年 1 月至 2014 年 11 月，并手工检索相关期刊与会议论文。纳入 10 个 RCT，共计 742 例。结果显示，华蟾素注射液联合 TACE 在瘤体缓解率、1 年及 2 年生存率、生活质量提高率和不良反应，如骨髓抑制减轻率方面均优于单纯使用 TACE，OR 值及 95% 的可信区间分别为（OR=1.62，95%CI=1.20，2.19）、（OR=2.69，95%CI=1.64，4.41）、（OR=2.82，95%CI=1.59，5.02）、（OR=2.97，95%CI=1.89，4.67）、（OR=0.23，95%CI=0.12，0.46）。华蟾素注射液联合 TACE 治疗中晚期原发性肝癌安全有效。

吴嘉瑞等[8]采用 Meta 分析方法评价华蟾素注射剂辅助肝动脉栓塞化疗术（TACE）治疗肝癌的临床疗效及安全性，共纳入 11 篇文献，累计受试者783 例，Meta 分析结果显示：在 TACE 基础上联用华蟾素注射剂可有效提高客观缓解率［RR=1.36，95% CI（1.16，1.58），P=0.000 1］，改善生活质量［RR=1.96，95%CI（1.56，2.47），$P < 0.000\ 01$］。同时，华蟾素注射剂辅助 TACE 治疗肝癌可以降低患者的血清总胆红素、丙氨酸氨基转移酶等。

二、华蟾素类药物治疗肺癌临床疗效评价

1. 华蟾素类药物单药治疗 罗川等[9]系统评价了华蟾素注射液治疗肺癌的疗效和安全性。检索时间从建库至 2014 年 12 月。在按测量指标和干预

措施进行亚组分析后，对同质研究进行 Meta 分析。共纳入 17 个研究，合计 1279 例肺癌患者。所有文献均未描述分配隐藏方法，未实施盲法。结论：华蟾素注射液联用西药（化疗 /"化疗"＋常规）治疗肺癌在提高远期生存率、生活质量及近期有效率一定程度上优于单纯西药。

黄若尘等[10]根据现有临床资料评估了华蟾素胶囊治疗非小细胞肺癌的临床疗效。检索时限为从建库以来到 2017 年 10 月，共纳入 7 篇文献，601 例肿瘤患者。其中对照组 296 例，试验组 305 例，Meta 分析结果显示：口服华蟾素胶囊联合化疗药物的总有效率 RR 值为 1.39（95%CI：1.20 ～ 1.62，$P < 0.01$）；1 年生存率 RR 值为 1.41（95%CI：1.24 ～ 1.61，$P < 0.001$）；2 年生存率 RR 值为 1.73（95%CI：1.31 ～ 2.80，$P < 0.01$）。口服华蟾素胶囊联合化疗药物治疗非小细胞性肺癌，可以提高近期疗效，改善生活质量，提高 1 年生存率和 2 年生存率，减少不良反应。

2. 华蟾素类药物联合用药　涂超等[11]根据现有临床资料系统评价华蟾素注射液联合化疗作为中晚期非小细胞肺癌（NSCLC）治疗方案的疗效及安全性。电子检索 Medline（1966 — 2011 年）、Cochrane Library（2011 年第 11 期）、CNKI（1978 — 2011 年）、VIP（1989 — 2011 年）、Wan Fang Data（1988 — 2011 年）、CBMdisc（1978 — 2011 年）等数据库，对符合纳入标准的随机对照试验（RCT），采用 RevMan5.0.2 软件进行 Meta 分析。结果通过阅读文题、摘要及全文后，最终共纳入 7 个 RCT，共 498 例患者。Meta 分析结果显示：试验组和对照组在近期（6 个月）疗效［RR=1.29，95%CI（1.07，1.56）］、治疗前后卡氏评分［RR=1.86，95%CI（1.14，3.05）］、体重增加［RR=1.56，95%CI（1.20，2.03）］、胃肠道反应［RR=0.72，95%CI（0.53，0.99）］、白细胞减少［RR=0.70，95%CI（0.54，0.91）］、血小板减少［RR=0.53，95%CI（0.38，0.75）］、肾功能异常［RR=0.37，95%CI（0.17，0.79）］等方面差异具有统计学意义，在肝功能异常［RR=0.59，95%CI（0.26，1.34）］、神经毒性［RR=0.74，95%CI（0.32，1.75）］等方面差异无统计学意义。结论：

华蟾素注射液联合化疗适于晚期 NSCLC 的治疗，能提高近期疗效，提高卡氏评分，增加体重，并且减少胃肠道反应、白细胞减少、血小板减少等不良反应。

三、华蟾素类药物治疗胃癌临床疗效评价

1. 华蟾素类药物单药治疗 帅云方等[12]系统评价华蟾素治疗胃癌的疗效，共纳入 9 个华蟾素治疗胃癌的随机对照试验（RCT），Meta 分析结果显示：华蟾素联合常规化疗治疗中晚期胃癌的有效率高于常规化疗组，且差异有统计学意义［RR=1.23，95%CI（1.03，1.46），P=0.02］，而 1 年生存率两组比较差异无统计学意义［RR=1.28，95%CI（0.69，2.36），P=0.43］。

2. 华蟾素类药物联合用药 焦良波等[13]共纳入 13 篇文献 806 例患者。Meta 分析结果表明，在提高近期有效率，改善生存质量，缓解化疗后 Ⅱ 度以上白细胞减少，减少患者胃肠道反应及缓解患者疼痛方面，华蟾素注射液联合全身化疗优于单纯全身化疗，且差异有统计学意义（$P < 0.05$）。但在提高生存率和中位生存期方面，华蟾素注射液联合全身化疗与单纯化疗比较差异无统计学意义。华蟾素注射液对胃癌有一定的辅助治疗作用，主要体现在提高近期有效率和改善生存质量、减少不良反应等方面，但不排除与纳入文献质量较低、各种治疗方案纳入研究数量少和发表偏倚有关，期待更多设计合理、严格执行的大样本随机双盲对照试验提供高质量的证据。

邢立凯等[14]系统回顾了华蟾素联合化疗治疗中晚期胃肠道肿瘤的临床疗效与不良反应。方法通过计算机检索 Cochrane Library、Pub Med、CNKI、Sino Med、VIP、Wan Fang Data，纳入含华蟾素联合化疗治疗中晚期胃肠道肿瘤的随机对照研究（RCTs），由 2 名评价者独立进行文献筛选、资料提取并交叉核对纳入的研究质量，对纳入的同质研究采用 Rev Man 5.3 进行 Meta 分析，共纳入 19 篇（胃癌 16 篇、结直肠癌 3 篇）RCTs，共 1319 例患者，结论：在提高近期有效率、生存质量、缓解化疗引起的疼痛、Ⅲ～Ⅳ度白细

胞降低、Ⅱ度及以上骨髓抑制、Ⅲ～Ⅳ度胃肠道反应方面华蟾素联合组优于单纯化疗组，差异有统计学意义（$P < 0.05$）；但在提高生存率、缓解Ⅰ～Ⅱ度血小板减少方面，华蟾素联合化疗组与单纯化疗组比较，差异无统计学意义（$P > 0.05$）。结论：华蟾素联合化疗治疗中晚期胃肠道肿瘤近期效果优于单纯化疗，但由于纳入文献质量较低，各研究化疗方法差异较大，尚需科学规范的、大样本、多中心、长期的 RCT 进一步验证。

四、华蟾素类药物治疗食管癌临床疗效评价

罗川等[15]系统评价华蟾素注射液治疗食管癌的疗效和安全性。方法：计算机检索 Cochrane 图书馆临床对照试验数据库、Pub Med、CBM、CNKI、VIP 等，检索时间从建库至 2013 年 12 月，按纳入排除标准选择文献，评价质量。在按测量指标和干预措施进行亚组分析后，对同质研究进行 Meta 分析。结果：共纳入 7 个研究，合计 566 例食管癌患者。所有文献均未描述分配隐藏方法，未实施盲法。结论：在放、化疗的基础上静脉滴注华蟾素注射液可以提高临床疗效，比单纯放、化疗有优势；在放疗的基础上静脉滴注华蟾素注射液可以提高 1 年生存率和 2 年生存率，比单纯放疗有优势；在化疗基础上静脉滴注华蟾素注射液能够更好地提高患者生活质量，较单纯化疗有优势，而且在提高 1 年生存率、改善化疗所导致的白细胞减少方面也呈现出更好的趋势。但本系统所纳入的文献多为较低质量的小样本研究，且用药时间不同，因此无法进行总体的效应合并分析，对整体效果还需要更为大量的文献支持。

五、华蟾素类药物治疗慢性乙型肝炎临床疗效评价

罗川等[16]系统评价了华蟾素注射液治疗慢性乙型肝炎（CHB）的疗效和安全性。方法：计算机检索 Cochrane 图书馆临床对照试验数据库、PubMed、CBM、CNKI、VIP 等，检索时间从建库截至 2012 年 12 月，按纳

入排除标准选择文献，评价质量。在按测量指标和干预措施进行亚组分析后，对同质研究进行 Meta 分析。结果：共纳入 17 个研究，合计 1635 例慢性乙型肝炎患者。所有文献均未描述分配隐藏方法，未实施盲法。结论：现有研究结果显示，华蟾素注射液治疗 CHB 有一定效果，可提高 HBV-DNA 阴转率、HBeAg 阴转率，且无严重药物不良反应或不良事件；在降低肝癌发生率、提高 ALT 复常率上，华蟾素组未显示明显效果。但本系统所纳入的文献多为较低质量的小样本研究，且用药时间不同，因此无法进行总体的效应合并分析，对整体效果还需要更为大量的文献支持。

参考文献

［1］周昕，杨金坤，朱玲琦，等. 华蟾素注射液应用于介入治疗肝癌的 Meta 分析［J］. 中国新药与临床杂志，2009，28（9）：671-674.

［2］田怀平，杨宇，杨萍，等. 华蟾素经肝动脉栓塞灌注给药治疗中晚期原发性肝癌的系统评价［J］. 环球中医药，2016，9（10）：1175-1179.

［3］樊新星，孙山. 华蟾素注射液联合肝动脉栓塞化疗治疗肝癌的 Meta 分析［J］. 中国药师，2011，14（5）：710-713.

［4］Tao Wu, Ruimin Sun, Zhixue Wang, et al. A meta-analysis of clnobufacini combined with transcatheter arterial chemo embolization in the treatment of advanced hepatocellular carcinoma［J］. Journal of Cancer Research and Therapeutics, 2014, 10（5）: 60-64.

［5］荣震，陈羽娜，莫春梅，等. 华蟾素注射液联合肝动脉栓塞化疗治疗原发性肝癌的 Meta 分析［J］. 广州中医药大学学报，2016，33（2）：274-280.

［6］田怀平，高蕙敏，杨萍，等. 华蟾素联合肝动脉化疗栓塞治疗原发性肝癌的疗效与安全性 Meta 分析［J］. 世界中医药，2016，11（10）：

2151-2155.

[7] 林清，黄念，赵志恒，等.华蟾素注射液联合肝动脉栓塞化疗治疗原发性肝癌的 Meta 分析 [J].湖北中医药大学学报，2016，18（1）：62-67.

[8] 吴嘉瑞，薛佳平，王凯欢，等.基于 Meta 分析的华蟾素注射剂辅助治疗肝癌的临床评价研究 [J].药物流行病学杂志，2018，27（2）：92-97.

[9] 罗川，高波，边宝林.华蟾素注射液治疗肺癌的系统评价 [J].中国实验方剂学杂志，2016，22（8）：208-214.

[10] 黄若尘，苏永华.华蟾素胶囊联合化疗药物治疗非小细胞肺癌临床疗效meta 分析 [J].临床药物治疗杂志，2018，16（5）：59-63.

[11] 涂超，殷俊，贺洁宇.华蟾素注射液联合化疗药物治疗中晚期非小细胞肺癌的 Meta 分析 [J].肿瘤药学，2012，2（1）：67-72.

[12] 帅云方，游丽华.华蟾素治疗胃癌疗效的系统评价 [J].华西医学，2012，27（9）：1329-1333.

[13] 焦良波，胡卫，陈涛.华蟾素注射液联合化疗治疗胃癌疗效的 Meta 分析 [J].时珍国医国药，2014，25（4）：1003-1006.

[14] 邢立凯，王杰，张勇，等.华蟾素联合化疗治疗中晚期胃肠道肿瘤的 Meta 分析 [J].胃肠病学和肝病学杂志，2016，25（7）：779-786.

[15] 罗川，高波，边宝林.华蟾素注射液治疗食管癌的系统评价 [J].中国实验方剂学杂志，2015，21（14）：181-185.

[16] 罗川，赵海誉，边宝林.华蟾素注射液治疗慢性乙型肝炎的系统评价 [J].中国实验方剂学杂志，2014，20（17）：212-218.

第二节　华蟾素类药物不良反应及其处理

　　华蟾素类药物的不良反应主要有：局部静脉反应 / 血管刺激反应、过敏反应、心血管系统反应、过敏性休克、血液系统反应等。总的来说，①华蟾素类药物不良反应较少，导致的静脉反应可得到有效防治；②对心、肝、肾的功能影响较小，但对于其心脏毒性的不良反应，在临床运用时还是需要注意；③华蟾素中的某些成分可在机体内引起超敏反应。以下对这一内容进行详述。

一、华蟾素类药物的不良反应

（一）局部静脉反应 / 血管刺激反应

　　华蟾素临床应用中最常出现的不良反应是局部静脉反应，临床主要表现为血管痉挛性疼痛、注射处红肿、针刺样疼痛、穿刺部位红索线等，可能的原因为华蟾素制剂中的水溶性成分 5- 羟色胺刺激神经末梢的痛觉感受器，引起滴注静脉收缩痉挛而致疼痛，长期刺激致静脉非特异性炎症。刘斌[1]对 252 例应用华蟾素注射液的患者的 ADR 进行检测，发现华蟾素注射液的 ADR 以血管刺激性反应居多（178 例，占 70.63%）。

（二）过敏反应

　　过敏反应临床主要表现为过敏性紫癜、全身或局部荨麻疹、皮肤水疱样损害。华蟾素的皮肤反应主要表现为荨麻疹和皮肤水疱样损害，其发生原因为速发型超敏反应，即 I 型变态反应（致荨麻疹），或迟发型超敏反应，即Ⅳ型变态反应（致皮肤水疱样损害）。另外，发生超敏反应也与患者的遗传性体质有关。最严重的不良反应是哮喘，约占 0.50%，哮喘和呼吸急促、头晕头胀的原因，也是速发型超敏反应。低热、咽痛、颌下淋巴结肿大、恶心、食欲缺乏等，很可能与Ⅲ型变态反应有关，因未出现典型皮疹及尿蛋白阳性，尚难肯定，而恶心、食欲缺乏也可能是 5- 羟色胺作用于肠肌间神经丛，致肠道平滑肌收缩所致。

（三）心血管系统反应

心血管系统反应临床表现为窦性心动过缓、窦性心动过速和房室传导阻滞、血压变化、胸闷、心悸，少部分患者出现期前收缩等心血管系统反应，可能是华蟾素中的水溶性成分蟾蜍色胺及蟾酥中极少溶于水的蟾毒配基所引起。蟾蜍色胺引起肾上腺素释放，增加人体对肾上腺素的敏感性，肾上腺素作用于心血管系统 α 和 $β_1$ 受体，增加窦房结的兴奋性、房室结的传导性和心肌的收缩性，使心率增快，心收缩力增加，部分窦房结敏感者出现窦性心动过速。而极少溶于水的蟾毒配基不仅能通过迷走神经作用于心脏，还可直接作用于心脏，引起窦性心动过缓、窦性心动过速、房室传导阻滞等[2]。因此，出现一度房室传导阻滞等心律失常时应密切注意其发展变化，作为药物不良反应很可能进一步发展造成严重后果。

（四）过敏性休克

过敏性休克主要表现为头晕、心悸、气短、面色苍白、四肢冰冷、意识模糊、脉搏细速、血压骤降。赫广丽[3] 报道华蟾素致过敏性休克 1 例，患者女，49 岁，原发性肝癌。第 1 天使用华蟾素 20ml 加至 250ml 的 10% 葡萄糖溶液中，3min 后患者感觉鼻和静脉穿刺部位发痒，打喷嚏，恶心，呕吐，大汗淋漓，神志不清，血压测不到，心音微弱，心率 120 次 / 分。考虑为过敏性休克，立即停药。加压吸氧，皮下注射肾上腺素 1mg，地塞米松 20mg 静脉注射，苯海拉明 20mg 肌内注射，多巴胺加液体持续静脉滴注，5min 后生脉针 20ml 静脉注射，10min 后肌内注射复方氨林巴比妥注射液（安痛定），症状缓解。李萍等[4] 应用华蟾素注射液 20ml 稀释于 250ml 的 5% 葡萄糖注射液中，静脉滴注，1 次 / 天，治疗原发性肝癌 1 例，用药后约 3min，出现过敏性休克。吴剑峰等[5] 也报道了 1 例华蟾素致过敏性休克。

（五）血液系统反应

临床以粒细胞减少为常见，其次是血小板减少，患者感乏力、食欲缺乏加重。邱丽等[6]报道华蟾素注射液致白细胞减少1例：患者女，56岁，原发性肝癌住院，血常规：血红蛋白105g/L，白细胞$6.8×10^9$/L，血小板$198×10^9$/L。给予华蟾素16ml加入5%葡萄糖注射液500ml中静脉滴注，每日1次，5天后患者感乏力、食欲缺乏加重，复查血常规：白细胞$3.8×10^9$/L，红细胞及血小板正常。给予利可君、盐酸小檗胺、鲨肝醇、复方阿胶浆口服，4天后血常规为：白细胞$3.0×10^9$/L。停用华蟾素，其余治疗不变，5天后白细胞升至$4.3×10^9$/L，8天后白细胞升至$6.7×10^9$/L。

二、华蟾素类药物不良反应的分析

（一）华蟾素注射液致不良反应的发生与患者年龄的关系

张东群[2]分析了因使用华蟾素注射液所致不良反应的原因（病例的年龄和不良反应类型及发生时间），63例华蟾素注射液致不良反应的患者中，男38例，占60.32%，女25例，占39.68%，男性患者所占比例明显高于女性患者（$\chi^2=5.365$，$P<0.05$）。其中基础疾病类型为肿瘤57例、慢性乙型肝炎4例、脑梗死1例和心悸1例。发生不良反应的主要是静脉注射给药所致。患者年龄为18～45岁的占77.78%，明显高于其他年龄段病例（$P<0.05$）。详见表4-2-1。

表4-2-1 华蟾素注射液致不良反应的发生与患者年龄的关系

年龄	病例数/n	百分率/%	χ^2值	P
18～45岁	49	77.78		
45～70岁	9	14.28	55.172	<0.05
70～80岁	5	7.94	71.703	<0.05
合计	63	100.00		

注：与18～45岁年龄段病例比较

（二）华蟾素注射液致不良反应发生的类型

华蟾素注射液致不良反应发生的类型以过敏反应、发热反应最为常见，其中过敏反应占 49.21%，发热占 38.09%，过敏反应的发生率明显高于其他类型不良反应的发生率（$P < 0.05$）。首次用药时发生不良反应 5 例，占 7.94%，多次用药发生不良反应 48 例占 76.19%。多次用药的不良反应发生率明显高于首次用药（$\chi^2 = 89.174$，$P < 0.05$），见表 4-2-2 [2]。

表 4-2-2 华蟾素注射液致不良反应发生的类型

不良反应类型	例数 /n	百分率 /%	χ^2 值	P
过敏反应	31	49.21		
发热	24	38.09	1.581	< 0.05
静脉炎	6	9.52	23.914	< 0.05
休克	1	1.59	37.699	< 0.05
白细胞减少	1	1.59	37.699	< 0.05
合计	63	100.00		

注：与过敏反应比较

（三）华蟾素注射液致不良反应的发生时间

在华蟾素注射液给药 1min 内发生不良反应的为 3 例，占 4.76%；给药 2～3 天发生不良反应的为 26 例，占 41.27%；给药 4～10 天发生不良反应的为 31 例，占 49.21%；给药 10 天后发生不良反应的为 2 例，占 3.17%；不良反应发生时间大多在给药 2～3 天与 4～10 天这两个时间段内[2]。

（四）华蟾素注射液致不良反应的成因

龚爱平等[7]对 201 例使用华蟾素后出现的症状、体征等进行了临床观察，结果发现，该药的不良反应率为 43.28%（87/ 201），主要表现为心律失常、局部静脉反应及皮肤反应等，但所有病例均无肾功能和血、尿、粪便常规异常。其中，最常见的不良反应是局部静脉反应，反应比例为 21.39%。对于华蟾素的不良反应，究其原因：①药物成分本身的缘故，如心脏毒性等，在临床运用时，要注意其适应证和禁忌证；②制剂工艺方面的原因，在采收加工时，要注意固定产地、季节、年龄及制剂生产 GMP；③制剂的刺激性，这是中药针剂的通病，可能与溶媒有关，可以改进。

三、华蟾素类药物常见不良反应的预防及处理

（一）用药全程密切观察患者

从用药期间不良反应的发生时间来看，个别患者在首次用药、用药 1h 内发生不良反应，大多数患者在多次用药后才发生不良反应，且多在给药 2～10 天的时间段，即在使用华蟾素注射液的任何时间段均可发生不良反应，因此，在使用华蟾素注射液的全程都应密切观察患者，不应放松警惕，尤其要注意的是给药 2～10 天发生的不良反应。

（二）局部静脉反应 / 血管刺激反应的预防及处理

5- 羟色胺会造成血管内皮受损、炎性反应加剧和静脉血管壁硬化堵塞等。使用华蟾素注射液所致的静脉炎可导致患者血管内皮细胞损害，且多次给药会发生重复性损伤，导致静脉发生萎缩、变细等情况。由于肿瘤治疗药物通常也会引起静脉炎，因此，联合使用华蟾素注射液患者发生的静脉炎究竟因何种药物所致尚未明确。但临床使用华蟾素注射液时，也应加强对静脉炎的护理和预防，如注意进行静脉评估，并根据患者的实际情况选择合理的输液通道进行输液，减缓静脉注射速度、缩短静脉置管时间和选择管径大的静脉进行注射，降低液体外渗的出现次数，减轻因反复穿刺所带来的痛苦等；华蟾素注射液经溶媒稀释后的静脉滴注速率控制在每分钟 40 滴以下较适宜[8-10]。一旦患者用于注射的静脉出现静脉炎，应及时给予对症护理，以防静脉炎加重[11]。

（三）过敏反应的预防及处理

使用华蟾素类药物时，应严格遵照说明书用药，当患者出现皮肤过敏

时，应先暂停用药，避免其程度加重而发生过敏性休克。在用药时应备好相应的急救药物，如多巴胺、地塞米松和异丙嗪等药物，以便患者发生过敏反应时使用这些药物进行抗过敏治疗。

（四）发热的预防处理

患者使用华蟾素注射液出现发热一般是在用药后0.5h，停止输注药物3～4h后体温降至正常，个别患者会出现血压降低的情况。因此在用药1h内，应加强对患者体温的监测，观察其反应，且在使用华蟾素注射液出现发热时，应及时进行降温处理[12]。

参考文献

［1］刘斌. 华蟾素注射液致不良反应252例文献分析［J］. 中国药房，2011，22（12）：1096-1098.

［2］张东群. 60例华蟾素注射液致不良反应的发生原因及其合理用药分析［J］. 抗感染药学，2017，14（4）：807-809.

［3］郝广丽. 华蟾素致过敏反应1例［J］. 中国乡村医药，2003，10（4）：43-44.

［4］李萍，胡佳娜，谢玉芳，等. 华蟾素注射液致过敏性休克一例［J］. 第二军医大学学报，1999，20（5）：311.

［5］吴剑峰，肖华. 华蟾素致过敏性休克1例［J］. 内科急危重症杂志，1998，4（4）：157.

［6］邱丽，杨宪法. 华蟾素注射液致白细胞减少1例［J］. 中国医院药学杂志，2001，21（10）：639.

［7］龚爱平，刘金秀，倪蓓，等. 华蟾素的不良反应（附201例临床观察）［J］. 徐州医学院学报，1998，18（5）：418-420.

［8］袁莉，孙韬，周琴，等. 华蟾素注射液腹腔灌注治疗恶性腹水102例的

临床观察［J］. 中国医药导报，2014，11（22）：54-59.

［9］林雪华. 华蟾素注射液治疗中出现的不良反应及护理对策［J］. 吉林医学，2011，32（9）：1838.

［10］柳青，雷招宝. 华蟾素注射液的不良反应与合理用药［J］. 中成药2012，34（7）：1409-1410.

［11］董惠娟，张玲娟，翟笑枫，等. 不同护理方法防治华蟾素所致静脉炎的效果观察［J］. 中西医结合学报，2007，5（5）：585-587.

［12］周柳红，侯毅梅，黎绣芬. 华蟾素注射液治疗中出现的不良反应及护理对策［J］. 广西医科大学学报，2016，33（2）：375-376.

第三节 华蟾素类药物合理用药建议

一、严格遵循药品说明书用药

严格遵循药品说明书用药，避免超说明书用药。华蟾素注射液的适应证是晚期癌症和乙型肝炎，调查发现 1 例高血压、脑梗死后遗症和心悸的患者使用华蟾素后出现皮肤过敏反应和四肢颤抖。分析还发现使用说明书规定以外的输液（2 例肿瘤患者将华蟾素注射液 20ml 加入 0.9% 氯化钠注射液 200 ~ 250ml 中静脉滴注），或者稀释用输液量不足（20ml 加入 250ml 5% 或 10% 葡萄糖注射液中静脉滴注）的情况。由于华蟾素本身具有一定的毒性，不应超量使用、应从小剂量、低浓度、慢滴速开始，以便机体适应。

二、控制输液浓度与速度

静脉炎的发生与输液中含药浓度和输注速度呈正比关系，这在使用华蟾素的患者中表现得尤其突出。应严格按照说明书规定将 10 ~ 20ml 华蟾素注射液加至 500ml 5% 葡萄糖注射液中缓慢静脉滴注，滴速以不超过 40 滴 / 分为宜。同时应对滴注顺序进行合理调整，避免输液结束后药物仍旧残留在血管壁上继续刺激血管，避免静脉炎的发生。

三、加强用药中的护理

加强护理，即在挑选穿刺静脉、心理护理、加温液体、调整输液顺序、穿刺侧肢体保温及外敷药物预防静脉炎等方面均加以关注。另外，密切关注患者个体差异，仔细询问药物过敏史，对有过敏体质人群应慎用。因为华蟾素注射液的不良反应在多个系统中都有发现，但主要集中在变态反应，大多数出现在多次用药后，首次用药没有发生不良反应并不意味着后续用药不会发生不良反应。特别是在患者出现轻微不良反应时应及时停药，加强观察，避免轻微的不良反应。

四、积极应对所发生的不良反应

使用华蟾素注射液的过程中一旦发生不良反应，医务人员应积极按照诊疗规范积极地进行处理，千万不可等待观望，以免错失抢救良机造成严重后果，注重对患者的心理护理。对于没有抢救条件的医疗机构应争分夺秒转送上级医院进行救治。

五、注意药液保暖

做好保暖工作。温度适宜的药液在进入人体后不易引起平滑肌的痉挛，从而使管腔能够维持一个更大的状态，降低管内阻力，并且药液的黏稠度也会随着温度的升高而降低。另外，温度的升高也有助于患者血流速度的提升，这样就能够更加快速地排除炎性产物和代谢产物，使药物在进入血管之后能够被更快地稀释，减少对血管壁的刺激。

六、遵循中医药理论辨证用药

遵循中医药理论辨证使用中药注射液。华蟾素注射液属于中成药制剂，适用于热毒内盛所致的中、晚期肿瘤，慢性乙型肝炎，临床使用中一定要根据中医脉证等实际情况辨证论治并结合参考其现代药理毒理作用使用，避免与对心脏有兴奋作用的药物配伍使用。

第四节　华蟾素类药物与其他药物的相互作用

一、华蟾素类药物与其他药物配伍的稳定性

张国龙[1]考察了华蟾素注射液与常用输液配伍的稳定性，常用输液包括低分子右旋糖酐葡萄糖注射液、乳酸钠林格注射液、10% 葡萄糖注射液、5% 葡萄糖注射液、0.9% 氯化钠注射液、复方氯化钠注射液、5% 碳酸氢钠注射液，华蟾素注射液与上述 7 种常用输液配伍后，在室温 26℃、6h 内各混合液均澄明无颜色变化，含量和吸收光谱基本无变化，仅 5% 碳酸氢钠混合液的 pH 略有升高，可能为碳酸氢钠自身缓慢分解所致。

二、华蟾素类药物与其他药物相互作用

华蟾素对癌细胞 DNA 和 RNA 合成有显著的抑制作用。从分子水平研究观察，对 S180 腹水癌细胞内的环腺苷酸（cyclic adenylic acid，cAMP）和环鸟苷酸（cyclic guanylic acid，cGMP）的含量变化有较好的调节作用，可使 cAMP 升高，从而抑制癌细胞生长及增殖。5-FU 是一种抗代谢抗癌药物，它能抑制胸腺嘧啶核苷酸合成酶，从而阻断尿嘧啶脱氧核苷酸转变为胸腺嘧啶脱氧核苷而影响 DNA 与 RNA 的生物合成，对细胞增殖各期都有毒性，尤其是 S 期。

方晴霞等[2]观察了华蟾素与 5- 氟尿嘧啶（5-FU）合用对人胃癌细胞株（BGC-823）的相互作用，采用 MTT 法，利用中效原理判定两药合用的效果。α =0 为两种相互排斥性药物，α =1 为两种相互非排斥性药物。联合指数（combination index，CI）< 1 协同，CI =1 相加，CI > 1 拮抗。结

果：两种抗癌药单用及合用时随着药物浓度及用药时间增加其效应也增加，见表 4-4-1。按中效方程式计算出结果见表 4-4-2。可见这两种抗癌药在体外合用后，它们对人胃癌细胞株（BCG-823）效应增加，它们的中效浓度（0.843）及各自用量均比单用药的要小，5-FU 为 5.520，华蟾素为 1.600。各组不同培养天数的抑制率见表 4-4-3。计算出两药合用在不同效应时的合用指数 CI，都小于 1，这充分说明联合用药优点，只需小剂量而达到高效应，使药物不良反应减少。两药合用时为协同作用（CI < 1）。说明两药在不同效应时各自所需药物浓度之间相互作用是协同作用，两药作用机制相同，$\alpha = 1$。

表 4-4-1　两种抗癌药单用及合用时不同浓度时的效应（mg/L）

5-FU 浓度	f_a/%	华蟾素浓度	f_a/%	5-FU+ 华蟾素浓度	f_a/%
8.0	82.4	6.4	53.4	8.0 + 6.4	95.6
4.0	73.0	3.2	39.7	4.0 + 3.2	89.8
2.0	61.7	1.6	35.7	2.0 + 1.6	69.4
1.0	49.1	0.8	22.9	1.0 + 0.8	57.3
0.5	27.7	0.4	17.6	0.5 + 0.4	52.2
0.25	5.1	0.2	13.5	0.25 + 0.2	45.8

表 4-4-2　两种抗癌药单用及合用时 *m*、*Dm*、*r*

组别	斜率	中效浓度	相关系数
5-FU	1.185	5.520	0.954
华蟾素	0.577	1.600	0.992
5-FU+ 华蟾素	0.949	0.843	0.948

表 4-4-3　各组不同培养天数的抑制率

组别	抑制率		
	2 天	4 天	6 天
5-FU	20.7±0.9	61.7±1.0	70.5±2.8
华蟾素	18.0±3.4	35.7±1.1	43.7±2.9
5-FU+华蟾素	25.3±4.2	69.4±0.6	75.39±0.02

注：表 4-4-3 运用 SPSS 10.0 for Windows 进行方差分析得出：① 5-FU 在 2，4，6 天之间的抑制率差异有极显著性（$P < 0.01$）；②华蟾素在 2 天与 4 天，2 天与 6 天之间的抑制率差异均有极显著性（$P < 0.01$），4 天与 6 天差异有显著性（$P < 0.05$）；③ 5-FU+华蟾素在 2，4，6 天之间的抑制率差异均有显著性（$P < 0.05$）；④ 2 天时，5-FU、华蟾素、5-FU+华蟾素之间差异均无显著性（$P > 0.05$）；⑤ 4 天时，5-FU、华蟾素、5-FU+华蟾素之间差异均有极显著性（$P < 0.01$）；⑥ 6 天时，5-FU 与华蟾素、华蟾素与 5-FU+华蟾素之间差异均有极显著性（$P < 0.01$），5-FU 与 5-FU+华蟾素之间差异有显著性（$P < 0.05$）

参考文献

［1］张国龙 . 华蟾素注射液与常用输液配伍的稳定性［J］. 包头医学，2004，1：28.

［2］方晴霞，姚碧文 . 体外 5- 氟尿嘧啶及华蟾素对人胃癌细胞株的相互作用［J］. 中国医院药学杂志，2004，24（10）：616-617.

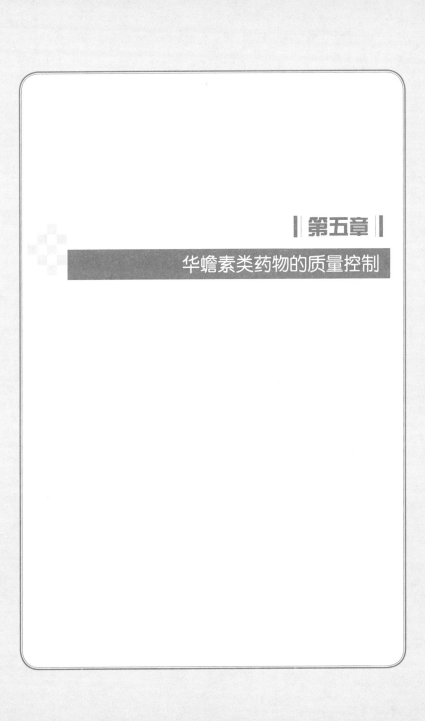

第五章

华蟾素类药物的质量控制

第一节 华蟾素类药物的生产标准

一、提取工艺

华蟾素由中华大蟾蜍或黑眶蟾蜍的皮经过提取分离得到，目前华蟾素的生产工艺为蟾皮加水提取、浓缩、醇沉、二次浓缩、二次醇沉、浓缩收膏等，其中提取过程是华蟾素生产的关键单元操作。主要提取方法有超声提取法、加热回流提取法、室温浸渍法等[1]。

（一）超声提取法

超声提取可使药材中的有效成分直接与溶剂接触并溶解在其中，提高有效成分的提取率。超声提取法在中药提取中已具有明显的优势，应用广泛。李淑盈等[2]采用超声提取心可宁胶囊中华蟾酥毒基和脂蟾毒配基成分，并测定其含量。超声技术的介入能显著缩短浸提时间，加快传质速率，提高有效成分的浸出，且能保证其稳定性。

超声波具有高效、节能、降低工艺成本且安全性高的特点，可以作为实验室和大生产的提取工艺。但超声波发生器工作噪声比较大且对提取容器的要求较高，这些问题还有待进一步解决。

（二）加热回流提取法

加热回流提取法是中药提取中常用的方法，优点是可以使溶剂气化冷凝后再回到容器内实现反复循环。用醇回流提取克服了蟾皮的酯毒内酯类成分水不溶性的缺点，减少溶剂及有效成分的损失，工艺科学合理，适合于大生产。赵大洲等[3]在对中华大蟾蜍蟾酥与蟾皮化学成分进行比较分析时采用了回流提取法，并将提取后的样品溶液经等体积石油醚萃取，大孔树脂纯化分离、除杂后，蟾蜍二烯内酯在 TLC 色谱中展开效果理想，斑点清晰，分离效果好。王晓娟等[4]以酯蟾毒配基为指标，氯仿为溶媒，采用索氏萃取法提取并测定蟾皮水烫制品的含量，明显高于生品。代丽萍等[5]研究蟾皮化学成分的分离与结构鉴定，将蟾皮用 95% 的乙醇回流提取，回收溶剂，将乙醇提取物以水进行反溶，吲哚生物碱等水溶性物质减压浓缩，进行减压硅胶柱色谱，分别以氯仿－甲醇－水（9:1:0.5;8:2:0.5;8:3:0.5）、甲醇洗脱，并对洗脱液进行处理，用于结构鉴别，结果表明所得成分与文献吻合。

（三）室温浸渍法

艾颖娟等[6]测定蟾皮中蟾蜍灵、脂蟾毒配基、华蟾蜍精等成分的含量时，在蟾皮药材中加 10 倍量甲醇溶液，室温浸渍 24h，滤过，回收甲醇，减压浓缩干燥至恒重，同时考察了不同提取方法，经含量测定结果表明，以室温浸渍法为最佳提取方法。室温浸渍法工艺简单，操作方便，但要注意提取溶剂的使用，如果用水提取，提取液容易发霉变质，因此，有时需要加入适当的防腐剂。

二、分离检测

由于蟾皮提取液中成分众多复杂，对其指标质控成分的含量进行快速测定比较困难。如果缺乏有效的质量检测手段，无法实时监控提取过程中有效成分含量变化，会导致生产工艺很难得到精确控制，影响产品的均一性和稳定性。因此，研究适于蟾皮提取过程中有效成分含量的测定方法，实现对华蟾素提取过程中吲哚类生物碱、含固量的快速测定，有助于提高华蟾素提取生产过程的质量检测水平，保证产品质量的均一性和稳定性。

蟾酥的有效成分多为脂溶性成分，其中蟾毒灵、华蟾酥毒基、酯蟾毒配基等占较大比重，所以目前对提取工艺的研究多以上述 3 种成分为检测指标。刘冬等[7]以蟾毒灵、华蟾酥毒基及酯蟾毒配基含量为指标，探索出蟾酥最佳提取工艺条件为 75 倍量 95% 乙醇 80℃提取 120min，建立的 HPLC方法为 Diamonsil–C18 色谱柱（4.6 mm×250 mm，5μm），流动相乙腈－水

（55：45），流速 1.0 ml/min，检测波长 296 nm，在这种方法下上述 3 种物质均得到良好分离，最小检测限分别为 14.6、9.0、11.8 ng/min。刘丹等[8]利用硅胶柱层析法纯化蟾酥药材粗提物，并用高效液相色谱法测定蟾毒灵、华蟾酥毒基、酯蟾毒配基 3 种主要成分的平均含量为 95.98%。还有实验探讨出蟾酥的最佳提取工艺为以 10 倍量 80% 乙醇提取 2 次，每次 2 h[9]。

参考文献

［1］黄玉叶，宋霄宏．蟾皮的提取和含量测定及临床应用研究进展［J］．中华中医药学刊，2011，29（07）：1636-1638.

［2］李淑盈，董海林．HPLC 测定心可宁胶囊中华蟾酥毒基和脂蟾毒配基的含量［J］．中成药，2008，28（6）：812-815.

［3］赵大洲，陈继永．中华大蟾蜍蟾酥与蟾皮化学成分的分析［J］．天津药学，2006，18（4）：21-24.

［4］王晓娟，王四旺，谢国芳，等．水烫炮制对蟾皮中脂蟾毒配基含量影响研究［J］．中国中药杂志，1998，23（9）：533-534.

［5］代丽萍，高慧敏．蟾皮化学成分的分离与结构鉴定［J］．药学学报，2007，42（8）：858-861.

［6］艾颖娟，王东．HPLC 法测蟾皮中蟾毒配基类成分的含量［J］．沈阳药科大学学报，2009，26（4）：290-292.

［7］刘冬，杜守颖，何秀峰，等．蟾酥中 3 种脂溶性有效成分提取工艺及含量测定方法［J］．中国实验方剂学杂志，2011，17（3）：69-72.

［8］刘丹，祝林，奉建芳．蟾酥中蟾毒配基类成分的分离纯化及其体外抗肿瘤活性的研究［J］．中成药，2010，32（6）：937-940.

［9］昝日增，胡万杨，黄玉叶，等．干蟾皮中蟾毒内酯类成分的提取工艺研究［J］．中草药，2011，42（7）：1330-1333.

第二节 华蟾素类药物的质量检验

蟾皮有效成分的提取工艺和含量测定的研究较少，大多数为复方制剂，成分复杂，相互之间干扰严重。根据蟾皮的理化性质，其有效成分的提取主要是采用乙醇加热回流提取方法；采用 TLC 和 HPLC 进行定性鉴别和含量测定，操作简便，快速，灵敏度高，重现性好，优于其他的提取和检测方法。随着中药现代研究的深入，蟾皮作为传统中药，其化学成分、临床应用及各种新剂型、新制剂的开发相当广泛。由于蟾皮的主要活性成分是蟾毒内酯类，有毒，因此必须规范其加工、生产，并制定药品质量标准，且临床用药须正确、合理，才能确保用药的安全和有效。以下将从定性鉴别与含量测定两方面加以总结。

一、定性鉴别

（一）理化鉴别[1]

1. 甾体类反应 取蟾皮粗粉 0.1g，加氯仿 5ml，浸泡 1h，滤过。滤液，蒸干，残渣加醋酐少量溶解，滴加硫酸初显蓝紫色，渐变蓝绿色。

2. 吲哚类反应 取蟾皮粗粉 0.1g，加甲醇 5ml，浸泡 1h，滤过。取续滤液 2ml，加对二甲氨基苯甲醛固体少许，滴加硫酸数滴，即显蓝紫色。

（二）薄层鉴别

采用 TLC 法对干蟾皮和华蟾素分散片中华蟾酥毒基和脂蟾毒配基进行鉴别。取该品粉末 0.2g，加乙醇 10ml，加热回流 30min，滤过，滤液置 10ml 量瓶中，加乙醇至刻度，作为供试品溶液。另取蟾酥对照药材 0.2g，同法制成对照药材溶液。再取脂蟾毒配基及华蟾酥毒基对照品，加乙醇分别制成 1mg/ml 的溶液，作为对照品溶液。照薄层色谱法试验，吸取上述 4 种溶液各 10μl，分别点于同一硅胶 G 薄层板上，以环己烷 – 氯仿 – 丙酮（4:3:3）为展开剂，展开，取出，晾干，喷以 10% 硫酸乙醇溶液，加热至斑点显色清晰。供试品色谱中，在与对照品色谱相应的位置上，显相同颜色的斑点；在与对照品色谱相应的位置上，显相同的一个绿色及一个红色斑点。

汪启虎[2]对蟾皮进行薄层鉴别，以正丁醇：醋酸：水（4:1:5）为展开剂，以 2% 对二甲醛盐酸溶液为显色剂，结果供试品溶液和对照品溶液在薄层板相应的位置上显相同的蓝紫色斑点。杨世高等[3]对药材蟾皮进行定性鉴别，分别制备蟾皮供试品、对照品及阴性对照溶液，取上述溶液各 5μl，分别点于硅胶 G 薄层板上，以环己烷：氯仿：丙酮（4:3:3）作为展开剂，以 10% 硫酸乙醇溶液作为显色剂，在 365nm 波长下显示荧光斑点。

二、含量测定

蟾皮的含量测定方法主要有高效液相色谱法和薄层色谱扫描法。据研究结果，华蟾酥毒基（约 5%）、脂蟾毒配基（约 3.4%）是两个主要的蟾蜍内酯类化合物。将蟾毒内酯类作为含量测定的质量控制指标，是目前检测蟾皮及含蟾皮复方中药制剂的常用的方法。

（一）高效液相色谱法

HPLC 是色谱法的一个重要分支，以液体为流动相，采用高压输液系统，将具有不同极性的单一溶剂或不同比例的混合溶剂、缓冲液等流动相泵入装有固定相的色谱柱，在柱内各成分被分离后，进入检测器进行检测，从而实现对样品的分析。该方法已在化学、医学、工业、农业等学科领域得以广泛应用[1]。

苏永华[4]等以 Econosphere-C18 柱为色谱柱，以乙腈 – 水（50:50）为流动相，用 HPLC 分离测定华蟾素注射液中蟾毒灵、华蟾酥毒基、脂蟾毒配基等成分的含量。取蟾毒灵、华蟾酥毒基、脂蟾毒配基为对照品用甲醇溶解配制成适当标准品溶液，醋酸乙酯分离提取华蟾素中脂溶性成分，经二极管阵列检测，华蟾素浓缩液脂溶性提取物在与对照品几乎相同时间上有峰出现，并且其紫外吸收图谱与对照品的完全相同。经方法学考察证实本实验条件分离效果好，灵敏度高，样品处理方法简便，达到对样品定性、定量检测要求。庄美芳等[5]采用 HPLC 测定药材干蟾皮中华蟾酥毒基和脂蟾毒配基的含量，以 Kromasil-C18（250mm×416mm，5μm）为色谱柱；以 0.5% 磷酸二氢钾溶液 – 乙腈（50∶50），用磷酸溶液调 pH 3.2 为流动相。结果加样回收率为 98.35%，RSD 为 1.48%。胡英等[6]采用相同的色谱条件测定安替可胶囊中华蟾酥毒基和酯蟾酥配基的含量。加样回收率为 96.5%，RSD 为 0.8%。该方法简便、稳定、重现性好，灵敏度高。

艾颖娟等[7]采用高效液相色谱法测定蟾皮中蟾蜍灵、脂蟾毒配基、华蟾蜍精等成分的含量，色谱条件：色谱柱，DiamonsilTMC18 柱（250mm×4.6mm，5μm）；流动相，甲醇 – 乙腈 – 水（体积比为 4∶1∶5），流速：1.0 ml/ min；检测波长，296 nm，柱温，40℃。经测试所得各对照品峰形良好，分离度均大于 1.5，理论塔板数均不低于 4000，拖尾因子均在 0.96～1.03。王毅刚等[8]采用 RP-HPLC 测定干蟾皮药材中华蟾酥毒基的含量，色谱条件：采用 PhenomenexGemini — C18 色谱柱（250mm×4.6mm，5μm），流动相为乙腈 – 水（48∶52）；流速，0.8ml/min；检测波长，296nm；柱温，35℃。按上述色谱条件测定，理论塔板数以华蟾酥毒基峰计算不低 7000，且峰形对称，能达到基线分离的要求，其重现性 RSD 为 1.6%，加样回收率平均值为 99.9%，RSD 为 1.4%。实验所建立的干蟾皮中华蟾酥毒基含量测定方法准确度高且操作简便易行。

（二）薄层色谱扫描法

薄层色谱法是色谱法中的一种固 – 液吸附色谱，兼容了柱色谱和纸色谱的特点，且适用于少量样品的分析。薄层色谱法可以同时处理多个样品，对样品预处理要求简单，分析速度快，操作简单，常用于定性分析、定量分析[1]。

向慧等[9]以环己烷—氯仿—丙酮（5∶5∶3）为展开剂，喷以 10% 硫酸乙醇溶液的显色剂，并采用双波长双光束反射式锯齿扫描法测定华蟾酥毒基的含量。结果：红紫色斑点清晰，能够消除有机成分的干扰，一般有内标法和外标法，取样量少，操作过程简单，但 TLC 进行含量测定时重现性差，同时易受环境湿度影响。因此目前较少采用 TLC 测定华蟾酥毒基的含量。王莉华等[10]在对风油精中蟾毒精的含量测定时采用薄层色谱—紫外分光光度法。在硅胶 GF254 板上，以苯—丙酮（7∶3）为展开剂；依照扫描曲线，确定扫描波长 $\lambda S = 280nm$，参比波长 $\lambda R = 335nm$；扫描方式为反射式锯齿扫描 SX =3；由加样回收试验数据得出：该实验结果符合薄层扫描定量测定的要求。

（三）华蟾素提取过程有效成分含量的测定步骤

步骤 1：收集不同批次提取过程中获取的不少于 100 份的华蟾素提取液样品，所述华蟾素提取液样品包括验证集样品和校正集样品。

步骤 2：采用传统分析方法（包括紫外分光光度法、烘干法和称重法），分别测定华蟾素提取液样品的关键指标，包括吲哚类生物碱含量和含固量。

步骤 3：筛选光谱预处理方法、选择合适的光谱波段及确定最佳主因子数，采集校正集样品的近红外光谱图建立近红外光谱与各关键指标之间的定量模型；近红外光谱图采用透射法采集。

步骤 4：采用与校正集样品相同的条件测定验证集样品的近红外光谱图，输入已建的定量模型，评价所建立的定量模型的稳定性和预测能力；所建立的定量模型的稳定性和预测能力的标准为：预测偏差值小于 10%。

步骤 5：采用与校正集样品相同的条件测定未知样品的近红外光谱数据，输入已建的定量模型获得各关键指标的预测信息。

（四）华蟾素类药物含量测定具体操作过程

1. 华蟾素提取液样品的收集　干蟾皮 500g，洗净，分 2 次提取。第一次提取，加 2500ml 的纯净水，加热至沸腾后保温煎煮 45min，第二次提取，取第一次药渣加入 3000ml 的纯净水,加热至沸腾后保温煎煮 30min。第一次煎煮每隔 2.5min 收集一次提取液,并补 5ml 纯净水。第二次煎煮每隔 5min 收集一次提取液,并补 5ml 纯净水。重复 10 次不同批次华蟾素提取实验,并获得 240 个样品。随机选取其中一批数据作为验证集,其余 9 批样品作为校正集参与建模。

2. 华蟾素提取液样品关键指标的测定

(1)含固量的测定:向烘干至恒重(两次烘干后重量差小于 1mg)的称量瓶(W_0)中精确加入 2ml 提取液样品,称重(W_1),水浴蒸干,105℃烘干至恒重,至干燥器内冷却后称重(W_2),含固量(%)=(W_2-W_0)/(W_1-W_0)

(2)吲哚类生物碱(以 5- 羟色胺盐酸盐计)含量测定:精密称取 5- 羟色胺盐酸盐对照品,置 100ml 量瓶中,用纯净水溶解并稀释至刻度,摇匀,精密量取 10ml,置于量瓶中,加纯净水至刻度,摇匀,得对照品溶液。

精密量取对照品溶液 1.0、2.0、3.0、4.0、5.0ml,分别置 10ml 量瓶中,加 15% 对二甲氨基苯甲醛盐酸溶液摇匀,加纯净水至刻度摇匀,室温放置,按照分光光度法《中国药典》2015 版附录,以纯化水为空白,在 556nm 波长处测定吸光度,以吸光度为纵坐标,对应浓度为横坐标,绘制标准曲线图。所得曲线的回归方程为 $Y=0.0389X+0.0276$,$R=0.9994$,表明吲哚类生物碱在 $0.139 \sim 0.608\mu g/ml$ 浓度范围内线性关系良好。

精密量取华蟾素提取液适量,离心,稀释至合适倍数,然后按"标准曲线的制备"项下规定的方法,自"加 15% 对二甲氨基苯甲醛盐酸溶液"起,依法测定吸收度,由标准曲线回归方程计算得出供试品溶液吲哚类生物碱的含量。

3. 校正集样品的近红外透射光谱的采集　使用傅里叶变换近红外光谱仪采集华蟾素提取液样品的近红外光谱图,波段范围为 $4000 \sim 10\,000cm^{-1}$,扫描次数为 32 次,分辨率为 $8cm^{-1}$ 光纤透射式探头光程为 2mm,以温度 25℃,湿度 40% 的空气为参比。

4. 定量模型的建立　运用化学计量软件中的偏最小二乘法建立提取液样本吲哚类生物碱、含固量的近红外定量分析模型。模型建立前，首先对校正集光谱进行异常点判别以提高模型精度，同时对光谱进行平滑、微分等合适的光谱预处理来消除仪器背景或漂移对信号的影响，选择最优的波段提取有效信息，确定最适主因子，通过留一法交互验证判断最优模型参数。

（1）近红外光谱预处理方法筛选：对原始光谱分别进行一阶微分、二阶微分、Savitsky-Golay 平滑法和 Norris 导数滤波平滑法等，对比研究了各种光谱预处理方法对所得模型的影响。

（2）最佳主因子数确定：用于定量分析用的最佳主因子数对保证定量模型预测稳定性非常重要，当因子数选取过小时导致模型信息量不够，因子数选取过大时容易造成模型的过拟合现象。

5. 定量模型的验证　取已知关键指标值的 24 份提取液样品作为验证集，具体数据见表 5-2-1，按校正集相同参数采用透射法采集验证集样品的近红外光谱，输入到已建立的近红外预测模型中，提取液近红外光谱与各关键指标之间相关性良好，经过模型计算得到验证集样品中的吲哚类生物碱的含量和含固量，评价所建立定量模型的稳定性和预测能力，预测偏差值小于10%。

6. 未知样品中吲哚类生物碱含量、含固量的快速检测　重复提取过程并获取新的未知提取液样品，根据本实施例中步骤 3 获得的近红外光谱，将光谱数据分别输入本实施例中步骤中建立的定量模型，经过模型计算得到验证集样品中的吲哚类生物碱的含量和含固量（表 5-2-1）。

表 5-2-1 验证集部分样品中吲哚类生物碱含量和含固量

样品编号	吲哚类生物碱			含固量		
	分光光度检测值（mg/ml）	预测值（mg/ml）	偏差（%）	烘干法和称重法检测值（%）	预测值（%）	偏差（%）
1	3.5	3.6	2.86	3.34	3.38	1.20
2	4.3	4.2	2.32	4.17	4.36	4.56
3	5.5	5.3	3.64	6.13	6.1	0.50
4	6.5	6.4	1.54	6.44	6.22	3.42
5	7.9	8.1	2.53	7.87	7.64	2.92
6	8.8	9	2.27	8.17	8.09	0.98
7	9.8	9.7	1.02	10.25	10.55	2.93
8	11.5	11.5	0	11.46	11.62	1.40
9	12.5	12.6	0.80	12.03	11.95	0.67
10	134	13.5	0.75	13.07	13.01	0.46

7. 华蟾素注射液含量测定 苏永华等[11]用 HPLC 分离测定华蟾素注射液中蟾毒灵、华蟾酥毒基、脂蟾毒配基等成分含量。醋酸乙酯分离提取华蟾素中脂溶性成分，利用高效液相色谱仪定量检测，以 Econosphere-C18 柱为分析柱，乙腈-水（50:50）为流动相，检测波长 299nm。结果：该测定方法准确，分离效果好，灵敏度高。根据实验结果计算，华蟾素注射液中各蟾毒内酯类成分含量分别为蟾毒灵 0.333μg/ml，华蟾酥毒基 0.159μg/ml，脂蟾毒配基 0.110μg/ml。童伟等[12]也采用 HPLC 法对华蟾素注射液中蟾毒灵、华蟾毒精及酯蟾毒配基进行限量检测。采用 Sunfire C18 色谱柱，流动相为乙腈-水（50:50），柱温 30℃，检测波长 296nm。结果：9 批样品在与蟾毒灵、华蟾毒精及酯蟾毒配基对照品色谱峰相同的保留时间处，未出现色谱峰。

参考文献

[1] 黄玉叶，宋霄宏. 蟾皮的提取和含量测定及临床应用研究进展 [J]. 中华中医药学刊，2011，29（7）：1636-1638.

[2] 汪启虎. 蟾蜍皮鉴别 [J]. 中国药业，1999，8（2）：16.

[3] 杨世高，汪维云. 华蟾素分散片质量标准研究 [J]. 安徽农业大学学报，2009，36（4）：598-602.

[4] 苏永华，黄雪强，张大志，等. 华蟾素注射液中蟾毒内酯类成分含量检测 [J]. 中成药，2003，25（1）：24-27.

[5] 庄美芳，梁桃圣. 干蟾皮质量标准研究 [J]. 中国药房，2008，19（30）：2363-2365.

[6] 胡英，姜启娟. HPLC 法测定安替可胶囊中华蟾酥毒基和酯蟾毒配基的含量 [J]. 中国药事，2007，21（12）：991-992.

[7] 艾颖娟，王东，等. HPLC 法测定蟾皮中蟾毒配基类成分的含量 [J]. 沈阳药科大学学报，2009，26（4）：290-292.

[8] 王毅刚，谷淑玲. RP-HPLC 法测定干蟾皮药材中华蟾酥毒基的含量 [J]. 药物分析杂志，2009，29（7）：1172-1174.

[9] 向慧，董金华. 镇痛灵软膏质量标准研究 [J]. 时珍国药研究，1994，6（3）：30-31.

[10] 王莉华，陈贞女，杨玉梅. 双波长薄层扫描法测定风油精中华蟾毒精的量 [J]. 中国药科大学学报，1995，26（5）：279-281.

[11] 苏永华，黄雪强，张大志，等. 华蟾素注射液中蟾毒内酯类成分含量检测 [J]. 中成药，2003（1）：26-29.

[12] 童伟，李婷婷. 高效液相色谱法检测华蟾素注射液中蟾毒灵、华蟾毒精及酯蟾毒配基限量 [J]. 江西化工，2018（1）：47-49.

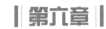

||第六章||

华蟾素类药物的临床应用推荐

一、推荐 1

指南名称：《原发性肝癌诊疗规范》（2019 年版）

发布者及时间：国家卫生健康委员会，2020 年 1 月

推荐内容：

> 其他治疗
>
> 中医治疗
>
> 除了采用传统的辨证论治、服用汤剂之外，我国药监部门业已批准了若干种现代中药制剂如槐耳颗粒可用于手术切除后的辅助治疗（证据等级 1）。另外，榄香烯、华蟾素、康莱特、康艾、肝复乐、金龙胶囊、艾迪、鸦胆子油及复方斑蝥胶囊等用于治疗肝癌（证据等级 4）。

二、推荐 2

共识名称：《肿瘤姑息治疗中成药使用专家共识》（2013 年版）

发布者及时间：中国抗癌协会癌症康复与姑息治疗专业委员会，2013 年 1 月

推荐内容：

> Ⅱ类证据 B 级推荐中成药：
>
> 2.2.8 华蟾素片、华蟾素注射液　解毒、消肿、止痛，用于中、晚期肿瘤，慢性乙型肝炎等症状。

三、推荐 3

共识名称：《胰腺癌综合诊治中国专家共识》（2016 版）

发布者及时间：CSCO 胰腺癌专家委员会，2016 年 9 月

推荐内容：

> 除辨证论治使用汤剂外，一些现代中药制剂如包括康莱特、榄香烯乳、华蟾素及消癌平等，对于胰腺癌亦有一定控制肿瘤发展、减轻患者症状和改善生活质量的作用，可以酌情选择使用。

四、推荐 4

图书名称:《中医临床诊疗指南释义·肿瘤疾病分册》

出版者及时间：中国中医药出版社，2015 年 8 月

推荐内容：

1. 胃癌的中成药治疗

《指南》原文：

华蟾素注射液：解毒，消肿，止痛。用于中、晚期肿瘤。每次 10～20ml，用 5% 的葡萄糖注射液 500ml 稀释后缓缓滴注，每天 1 次，连用 7 天，休息 1～2 天，4 周为 1 疗程，或遵医嘱。

释义：

抗肿瘤的中药注射剂并不局限于《指南》所列，可分为扶正与祛邪两类，临床应用中药注射剂要参照药品说明书标明的功效主治及适应证，根据对患者的辨证结果选择应用，可根据地域特点和临床经验，参照药品说明书选择与《指南》推荐药物具有相同功效的中成药。

2. 大肠癌的中成药治疗

《指南》原文：

华蟾素注射液：每 2～4ml（2/5～4/5 支）肌内注射，每日 2 次；或每次 10～20ml（2～4 支），用 5% 葡萄糖注射液 500ml 稀释后静脉滴注，每日 1 次。用药 7 天，休息 1～2 天，4 周为 1 疗程。功能：解

毒消肿止痛，用于中晚期肿瘤。

释义：

抗肿瘤的中药注射剂并不局限于《指南》所列，可分为扶正与祛邪两类，临床应用中药注射剂要参照药品说明书标明的功效主治及适应证，根据对患者的辨证结果选择应用，可根据地域特点和临床经验，参照药品说明书选择与《指南》推荐药物具有相同功效的中成药。

3. 胰腺癌的中成药治疗

《指南》原文：

华蟾素注射液：每次 10～20ml（2～4支），用 5% 葡萄糖注射液 500ml 稀释后静脉滴注，每日或隔日 1 次。28 天为 1 疗程。

释义：

●抗肿瘤的中药注射剂并不局限于《指南》所列，例如，八宝丹和消癌平胶囊在胰腺癌治疗中就应用广泛且疗效不错。临床应用中药注射剂要参照药品说明书标明的功效主治及适应证，根据对患者的辨证结果选择应用。由于各地区差异，中药品种及剂型有所不同，临床具体应用时，可根据地域特点和临床经验，参照药品说明书选择与《指南》推荐药物具有相同功效的中成药。

4. 肝癌的中成药治疗

《指南》原文：

华蟾素注射液：每次 30～50ml，稀释于 5% 葡萄糖注射液 500ml 中静脉滴注，每日 1 次。每疗程首次用量减半，并将药液稀释到 1:20，每分钟不超过 15 滴。如无不良反应，半小时以后可按每分钟 30～60 滴的速度滴注；如出现局部刺激，可按 1:20 稀释使用，也可锁骨下静脉穿刺或 PICC 置管，40～60ml 稀释到 5% 葡萄糖注射液 500ml 中滴注，每疗程 10～15 天，或遵医嘱。

释义：

• 《指南》中提供的方剂为基本处方，临床上可根据具体情况辨证调整药物、剂量、剂型等，并参照相关法规和临床经验确定药物剂量。

• 抗肿瘤的口服中成药及中药注射剂并不局限于《指南》所列，但应强调的是，使用中成药亦须辨证论治。抗肿瘤中成药大致可分为扶正与祛邪两类，临床应用中药注射剂要参照药品说明书标明的功效主治及适应证，根据对患者的辨证结果选择应用。由于各地区差异，中药品种及剂型有所不同，临床具体应用时，可根据地域特点和临床经验，参照药品说明书选择与《指南》推荐药物具有相同功效的中成药。